Petra Silberbauer

Entdecke entspannt das Universum in Dir und um Dich herum

Tauche meditativ, virtuell und phantasiereich mit 30 Möglichkeiten ins Universum ein

Bibliographische Information der Deutschen Nationalbibliothek
Die Deutsche Nationalbibliothek verzeichnet diese Publikation in der deutschen Nationalbibliographie; detaillierte bibliographische Daten sind im Internet über http://dnb.d-nb.de abrufbar.

Rechtliche Hinweise

 Als Leserin und Leser dieses Buches möchten wir Sie ausdrücklich darauf hinweisen, dass keine Erfolgsgarantie für die Verwendung der Texte gewährt werden kann. Die Inhalte in diesem Buch spiegeln die Erfahrungen von Petra Silberbauer wider. Der Verlag und die Autorin übernehmen auch keinerlei Verantwortung für jegliche Art von Folgen z. B. unerwünschte Reaktionen, Verluste, Risiken, falsch verstandene Texte oder Anwendungen. Diese Veröffentlichung wurde nach bestem Wissen erstellt. Sollten Inhalte dieses Buches gegen geltende Rechtsvorschriften verstoßen, dann bitten wir Sie um eine Benachrichtigung, um die betreffenden Inhalte schnellstmöglich zu bearbeiten bzw. zu entfernen.

Layout und Satz des Buches: Angelina Schulze

Korrekturlesen: Sonja Esser

Umschlaggestaltung: Angelina Schulze

Coverbilder, Bilder und Bildcollagen:
© snjadesign – Adobe Stock
© NinaBrai – Adobe Stock

Verlag:
Angelina Schulze Verlag
Am Mühlenkamp 15, 38268 Lengede
verlag@angelina-schulze.com
https://angelina-schulze-verlag.de

1. Auflage März 2023

ISBN: 978-3-96738-227-3

Inhaltsverzeichnis

Einleitung

Entdecke das Universum in Dir und um Dich herum.

Tauche meditativ und visuell in diese Thematik ein. Probiere verschiedene Entspannungstechniken dazu aus. Setze Dich mit Dir selbst, als ein Teil des Universums auseinander. Nimm Deinen eigenen Körper bewusst wahr. Lerne loszulassen und Deinem Geist eine Pause zu gönnen. Tauche in eine unendliche Weite ein. Dabei habe ich versucht, nicht zu spirituell zu sein. Wir alle sind ein Teil des großen Ganzen. Bei der Zusammenstellung der Geschichten habe ich das Thema Trauer mit eingebaut. Ich hoffe, das ist für Dich in Ordnung.

Das Thema ist sehr umfangreich und es gibt dazu viel Fachliteratur. Bei der Geschichtenauswahl haben mir meine Freunde geholfen. Ferner wähle ich die Du-Form.
In meiner Zeit als Autorin habe ich weit über 400 Texte geschrieben, die man in meinen Büchern findet.

Die Texte entstanden aus meinen Gedanken und sind einzigartig. Bei der Anzahl kann es natürlich sein, dass man im Netz Ähnlichkeiten findet. Dies wäre rein zufällig und nicht gewollt. Ich schätze die Arbeiten anderer Autoren sehr und würde mich nicht mit fremden Federn schmücken.

Sollten Wiederholungen oder Dir bekannte Formulierungen vorkommen, bitte ich das zu entschuldigen.

Alle Angaben wurden mit bestem Wissen erstellt und von mir selbst geschrieben. Als Autorin weise ich Dich darauf hin, dass alle Geschichten frei erfunden sind. Ähnlichkeiten mit Erlebnissen, Personen und Vorkommnissen sind nicht beabsichtigt.

Bei der Vielzahl an meinen Geschichten, können sich Titel ähneln. Der Inhalt ist jedes Mal anders.

Diese Geschichten ersetzen keinen Arztbesuch.

Solltest Du in irgendeiner Form Beschwerden haben oder wahrnehmen, wende Dich bitte umgehende an die Ärztin bzw. den Arzt Deines Vertrauens.

Und nun wünsche ich Dir viel Freude und eine gute Entspannung mit diesem Buch.

Tauche in Dein eigenes Universum ein.

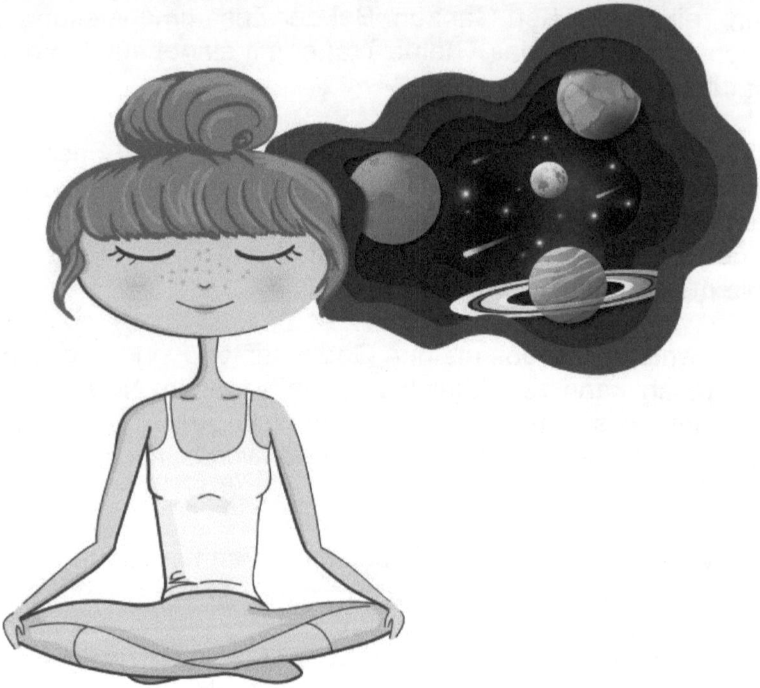

Yoga Nidra und Intuition

Mache es Dir in der Rückenlage bequem.

Lege Dich so hin, dass es Dir gut und immer besser geht.

Räkle Dich in Deine Position hinein.

Fühle Dich wie eine Katze, die sich geschmeidig nach allen Richtungen ausstreckt und ihren ganzen Körper mobilisiert.

Nimm Deine Unterlage wahr und spüre die Verbundenheit mit der Mutter Erde.

Sie trägt Dich und behütet Dich.

Sie ernährt Dich und versorgt Dich.

Wenn Dir nach einem Gähnen oder Seufzen zumute ist, dann gib Dich diesem Gefühl einfach hin.

Unser Geist ist wie ein kleines, quengeliges Kind, das immer neugierig und ständig in Bewegung ist.

Kein Wunder, denn unser Universum ist unendlich und es gibt ja immer wieder etwas Neues zu entdecken.

Gib Deinem Geist einen Moment, um innezuhalten.

Lasse Deine Gedanken und Geräusche vorbeiziehen wie die Wolken am Himmel.

Bleibe nur ein stiller Beobachter und vermeide ein Bewerter zu sein oder gar zu Verurteilen.

Lenke Deinen Geist nach innen zu Dir selbst.

Bleibe bewusst bei meinen Anweisungen und vermeide es einzuschlafen.

Sei entspannt, bleibe wach und sei klar.

Diese Entspannungstechnik kann Dir zu einer Tiefenentspannung verhelfen.

Lasse Deinen Anker des Lebens, Deinem Atem seine Aufgabe zu Teil kommen.

Er macht das ganz automatisch für Dich.

Er schwimmt gemeinsam mit Dir auf dem Fluss Deines Lebens.

Mit jedem Atemzug verschmilzt Du immer mehr in Deine Unterlage hinein.

Du kommst immer mehr bei Dir an.

Dein Körper taucht immer mehr in die Entspannung ein.

Ich zähle nun langsam von 10 bis 1.

10 ......9......*runterzählen bis 1.*

Du bist nun in einer tieferen, entspannteren Bewusstseinsebene angekommen.

PAUSE

Beginnen wir mit einer Reise durch Deinen Körper.

Wir starten auf Deiner rechten Körperseite.

Lenke Deine Aufmerksamkeit in Deinen rechten Daumen.
Wandere weiter zum Zeigefinger – zum Mittelfinger – zum Ringfinger – zum kleinen Finger – zur Handfläche – zum Handrücken – zum Handgelenk – zur ganzen rechten Hand.
Es geht weiter zum rechten Unterarm – zum Ellbogen – zum Oberarm – zum Schultergelenk – zur Schulter – zur rechten Achselhöhle – zum ganzen rechten Arm.

Zum ganzen rechten Arm.

Zur ganzen rechten Schulter.

Zur ganzen rechten Schulter.

Bleibe auf Deiner rechten Körperseite.

Lenke Deine Aufmerksamkeit in den rechten Brustkorb – die Rippen – die Taille – die Hüfte – das Hüftgelenk – das Becken.
Gehe tiefer zum rechten Oberschenkel – zum Knie – zum Unterschenkel – zum Fußgelenk – zum Fußrücken – zum großen Zeh – zum zweiten Zeh – zum dritten Zeh – zum vierten Zeh – zum kleinen Zeh – zur Fußsohle – zum ganzen rechten Fuß – zum ganzen rechten Bein.

Zum ganzen rechten Fuß.

Zum ganzen rechten Bein.

Zur ganzen rechten Körperseite.

Zur ganzen rechten Körperseite.

Gehe mit Deiner Aufmerksamkeit zu Deiner linken Körperseite.

Lenke Deine Aufmerksamkeit in Deinen linken Daumen.
Wandere weiter zum Zeigefinger – zum Mittelfinger – zum Ringfinger – zum kleinen Finger – zur Handfläche – zum Handrücken – zum Handgelenk – zur ganzen linken Hand.
Es geht weiter zum linken Unterarm – zum Ellbogen – zum Oberarm – zum Schultergelenk – zur Schulter – zur linken Achselhöhle – zum ganzen linken Arm.

Zum ganzen linken Arm.

Zur ganzen linken Schulter.

Zur ganzen linken Schulter.

Bleibe auf Deiner linken Körperseite.

Lenke Deine Aufmerksamkeit in den linken Brustkorb – die Rippen – die Taille – die Hüfte – das Hüftgelenk – das Becken. Gehe tiefer zum linken Oberschenkel – zum Knie – zum Unterschenkel – zum Fußgelenk – zum Fußrücken – zum großen Zeh – zum zweiten Zeh – zum dritten Zeh – zum vierten Zeh – zum kleinen Zeh – zur linken Fußsohle – zum ganzen linken Fuß – zum ganzen linken Bein.

Zum ganzen linken Fuß.

Zum ganzen linken Bein.

Zur ganzen linken Körperseite.

Zur ganzen linken Körperseite.

Zu beiden Körperseiten.

Zu beiden Körperseiten.

Schenke Deine Aufmerksamkeit Deiner Körperrückseite.

Starte bei Deinen Fersen und wandere weiter zu den Rückseiten der Unterschenkel – den Kniekehlen – den Oberschenkelrückseiten – dem Gesäß – dem unteren Rücken – dem mittleren Rücken – dem oberen Rücken – den Schulterblättern – den Rückseiten der Oberarme – den Ellbogen – den Unterarmen – den Händen – dem Nacken – dem Hinterkopf – der Kopfhaut – dem Scheitelpunkt - der ganzen Körperrückseite.

Der ganzen Körperrückseite.

Schenke Deine Aufmerksamkeit Deinem Kopf.

Lenke Dein Augenmerk auf Deine Stirn – Deine Schläfen – Dein drittes Auge – Deine Augenbrauen – Deine Augen – Deinen Augenlidern – Deine Augenhöhlen – Deine Augäpfel – Dein Oberkiefer – Dein Unterkiefer – Deine Nase – Deine Nasenwurzel –

Deine Wangen – Deine Oberlippe – Deine Unterlippe – Deinen Raum zwischen den Lippen – Deine Mundhöhle – Deinen Gaumen – Deinem Rachen – Deinem Kinn – Deinem Hinterkopf – Deine Kopfhaut – Deinen ganzen Kopf.

Dem ganzen Kopf.

Dem ganzen Gesicht.

Dem ganzen Gesicht.

Konzentriere Dich nun auf Deine Körpervorderseite.

Starte bei Deinem Kopf – Deinem Hals – Deinen Schlüsselblättern – Deinen Vorderseiten der Oberarme – Deinen Ellbogen – Deinen Unterarmen – Deinen Händen – Deinen Fingern – Deiner Vorderseite des Brustkorbes – Deinem Brustbein – Deinem Oberbauch – Deinem Nabel – Deinem Unterbauch – Deinen Bauchorganen – Deinem Becken – Deinen Oberschenkelvorderseiten – Deinen Kniescheiben – Deinen Schienbeinen – Deinen Füßen – Deinen Zehen – die ganze Körpervorderseite.

Die ganze Körpervorderseite.

Die ganze Körpervorderseite und die ganze Körperrückseite.

Die ganze rechte und die ganze linke Körperseite.

Der ganze Kopf und das ganze Gesicht.

Die ganze Körpervorderseite und die ganze Körperrückseite.

Die ganze rechte und die ganze linke Körperseite.

Der ganze Kopf und das ganze Gesicht.

Dein ganzer Körper.

Dein ganzer Körper.

PAUSE.

Spüre Deinen Atem.

Beobachte Deinen Atem, wie er kommt und geht.

Ein und Aus.

Lege Deine Hände auf den Bauch.

Lenke Deine Aufmerksamkeit auf die Gegend um Deinen Bauchnabel herum, umschmeichle Deinen Solarplexus.

Spüre das Heben und das Senken Deines Bauches.

Spüre in Dein Bauchgefühl hinein.

Du kannst auch anstatt Bauchgefühl Intuition dazu sagen.

Beobachte und bewerte nicht.

Was geschehen wird, wird geschehen.

Das Universum sorgt für Dich und spricht zu Dir.

Manchmal hört man diese Stimme und manchmal hört man sie nicht.

Vielleicht ist unsere innere Antenne nicht immer ganz ausgefahren?

Unser Körper strahlt manchmal Warnsignale aus.

Manchmal kann es sein, dass wir sie nicht hören, weil sie zu leise sind oder wir abgelenkt sind.

Vielleicht nimmst Du Deine Intuition in Deinem Kopf wahr?

Beobachte und bewerte nicht.

Vielleicht kennst Du dieses Gefühl auch unter einem anderen Aspekt?

Glaubst Du an Schutzengel?

Hattest Du schon einmal einen Schutzengel an Deiner Seite?

Vielleicht bei einem Unfall?

Er wird Dir vom Universum zur Seite gestellt, damit er auf Dich aufpasst.

Ich wünsche Dir Schutzengel an Deiner Seite, wenn Du sie benötigst.

Mein Schutzengel hat einen Namen.

Deiner auch?

Meiner heißt Georg und passt auf mich und meine Familie auf.

Spüre noch einmal in Deinen Körper hinein.

Du fühlst Dich ruhig, gelöst und entspannt.

Bedanke Dich bei Deiner Intuition, die immer für Dich da ist.

Bedanke Dich bei Deinem Schutzengel.

Vertraue auf Deine Intuition.

Bleibe immer wertfrei.

Manchmal überhört man auch die leisen Stimmen.

Das ist einfach nur menschlich.

PAUSE

Spüre noch einmal in Deinen Körper hinein.

Lasse nun wieder das Bedürfnis von Bewegung in Form eines Räkelns oder Streckens entstehen.

Intensiviere Deine Atemzüge und vielleicht entsteht automatisch ein Gähnen oder ein Seufzen dabei.

Wenn Du möchtest, hole gerne beide Beine zu Dir heran oder rolle Dich auf die Seite zusammen.

Wenn Du so weit bist, komme über Deine Lieblingsseite zum Sitzen zurück.

Fühle Dich erfrischt, wie nach einem erholsamen Schlaf.

Vertraue auf Deine Intuition.

Vertraue auf Dein Bauchgefühl und auf Deinen Schutzengel.

Schön, dass es sie gibt.

PS: Du kannst die Nennung der Körperteile jederzeit verkürzen.

Welle der Entspannung

Finde Dich in einer entspannten Position ein.

Zeit für Dich und Zeit für Deinen Körper.

Sorge gut für Deinen Körper und gehe achtsam mit ihm um.

Beziehe in diese Achtsamkeit auch andere Menschen und Deine Umwelt mit ein.

Du hast nur diesen einen Körper und Du hast nur diese eine Welt, die Dir zur Verfügung gestellt wird.

Es gibt nur ein Universum.

Du musst mit den Ressourcen, die Dir geschenkt wurden, achtsam umgehen.

Ich lade Dich zu einer kleinen Entspannungsreise ein.

Stelle Dir einen Ort am Wasser vor.

Das kann eine Urlaubserinnerung oder ein Ort Deiner Fantasie sein.

Du stehst am Strand und beobachtest die Bewegungen des Wassers.

Nimm diese Wellenbewegung bewusst wahr.

Bezeichnen wir diese Wellenbewegung einmal als Welle der Entspannung.

Die Welle nimmt alles mit, was Du nicht brauchst.

Das kann Kummer oder manchmal auch Sorgen sein.

Ebenso eine Anspannung, eine Verspannung oder auch ein Schmerz.

Die Welle hinterlässt Dir dafür eine angenehme Wärme und neue Energie.

Ich würde mich freuen, wenn Du Dich darauf einlassen könntest.

Stelle Dir nun vor, wie diese wohltuende Wellenbewegung in Deinem Körper entsteht und sich der Zustand von Entspannung breitmacht.

Dein Körper entspannt sich vom höchsten Punkt Deines Kopfes, dem Scheitelpunkt, bis hinunter zu jedem einzelnen Zeh.

Du beginnst am Scheitelpunkt Deines Kopfes.

Die Wellenbewegung umspült Deinen Kopf.

Sie streichelt sanft über Deine Stirn und wischt die Kummer- und Sorgenfalten einfach mit sich fort.

Deine Augen liegen sanft hinter den Augenlidern und entspannen sich.

Deine Gesichtszüge entspannen sich.

Deine Wangen und Dein Kiefergelenk entspannen sich.

Die Wellen nehmen jegliche Anspannung oder Verspannung mit sich fort.

Die Anspannung weicht und macht der Entspannung Platz.

Es ist, als ob die Sonne hinter den Wolken hervorkommt.

Deine Mundwinkel entspannen sich und Deine Ohren bekommen eine kleine Verschnaufpause.

Dein Nacken wird umschmeichelt und kann loslassen und entspannen.

Die Welle der Entspannung findet seinen Weg über Deinen Schultergürtel hinab zu Deinen Armen und Händen.

Dabei werden auch alle Finger mit einbezogen.

Du spürst, wie der Ballast von Deinen Schultern abfällt.

Es fühlt sich an, als ob jemand seine schützenden Hände auf Deine Schultern auflegt.

Ein Gefühl von Geborgenheit stellt sich ein.

Du spürst die Welle der Entspannung mit jedem Atemzug.

Sie verteilt sich um Deinen ganzen Rumpf.

Deine Organe werden umspült.

Dein Bauch und Dein Rücken werden in diese Wellenbewegung mit einbezogen.

Es fühlt sich wie eine wärmende, heilende Massage an.

Du beginnst langsam in dieser Wellenbewegung zu treiben.

Es fühlt sich gut an.

Die Bewegung geht weiter über Dein Gesäß, bis hinunter zu Deinen Zehen.

Die Wellenbewegung teilt sich danach in zwei Ströme auf.

Diese zwei Ströme sind Deine beiden Oberschenkel.

Deine Beine fühlen sich warm und entspannt an.

Schließlich umschmeichelt die Wellenbewegung auch Deine Fußgelenke und jeden einzelnen Zeh.

Du fühlst Dich ruhig, gelöst und entspannt.

Du fühlst Dich aufgewärmt.

Du fühlst Dich wohl.

Ein Gefühl, wie nach einer sanften Massage, beginnt sich einzustellen.

Die Welle hat Deinen Akku wieder mit Energie aufgeladen.

Kannst Du es spüren?

Bringe wieder eine wohltuende Bewegung in Deinen Körper und öffne Deine Augen, wenn es nicht schon längst geschehen ist.

Bedanke Dich beim Universum, dass es Dir diese Welle der Entspannung vorbeigeschickt hat.

Progressive Muskelrelaxation aktiv und passiv

Lasse uns den Moment nutzen, um unseren eigenen Körper wahrzunehmen.

Du bist, wie ich, ein Teil des Universums.

Sorge gut für Dich.

Finde Dich in einer komfortablen Position ein.

Für unsere heutige Entspannung würde ich Dir die Rückenlage empfehlen.

Schaue Dich noch einmal in Deiner Umgebung um.

Versuche störende Faktoren auszuschließen.

Dazu gehört auch Dein Handy.

Hast Du es auf lautlos gestellt?

Mache es Dir auf Deinem Platz gemütlich.

Vielleicht bedarf es noch einer Unterlagerung für mehr Bequemlichkeit?

Ein Kissen unter Deine Knie vielleicht?

Vielleicht fühlt sich dadurch Dein Rücken wohler?

Vielleicht ein Kissen unter Deinen Kopf, damit Dein Nacken an Länge gewinnt?

Vielleicht möchtest Du Dich in eine Decke einhüllen?

Die Decke sorgt für Wärme und dadurch fällt es dem Körper leichter zu entspannen.

Schließe nun Deine Augen und komme ganz bei Dir an.

Visuelle Ablenkungen können dadurch vermieden werden.

Lasse Deinen Kopf sanft von rechts nach links rollen.

Drehe Deinen Kopf mit der Ausatmung zur Seite und mit der Einatmung wieder zur Mitte zurück.

Schließlich findet Dein Kopf in der Mitte seinen Platz und bleibt ruhig auf seinem Hinterkopf liegen.

Finde so nach und nach in die Ruhe und in die Entspannung hinein.

Ich lade Dich ein, durch An- und Entspannung Deiner Muskulatur zur Ruhe zu kommen.

Ich lade Dich ein, durch An- und Entspannung ,Verspannungen in Deinem Körper zu lösen.

Du fragst Dich vielleicht, was dies mit dem Universum zu tun hat?

Die Frage kann ich Dir gerne beantworten.

Du bist ein Teil des Universums und hier geht es allein um Dich.

Ein ständiger Begleiter Deines Lebens ist Dein Atem.

Er geschieht ohne Dein Zutun, von ganz allein.

Er ist der Anker Deines Lebens.

Er ist der Fluss Deines Lebens.

Spanne mit der Einatmung die Körperteile an, die ich Dir nennen werde und versuche mit der Ausatmung bewusst loszulassen.

Kralle nun Deine Zehen ein.

Nicht zu fest und nicht zu leicht.

Löse abrupt diese Anspannung und lasse los.

Spüre dem nach.

Spanne nun Dein rechtes Bein an.

Ziehe Deine Zehen in Richtung Nasenspitze hin und schiebe die Ferse ganz weit weg von Dir.

Spanne so Deinen Ober- und Unterschenkel an.

Wenn es Dir möglich ist, hebe Dein rechtes Bein ein paar Zentimeter vom Boden ab, während Du einatmest.

Halte die Spannung.

Atme aus und lasse Dein Bein entspannt zum Boden sinken.

Spüre dem nach.

Spanne nun Dein linkes Bein an.

Ziehe Deine Zehen in Richtung Nasenspitze hin und schiebe die Ferse ganz weit weg von Dir.

Spanne so Deinen Ober- und Unterschenkel an.

Wenn es Dir möglich ist, hebe Dein linkes Bein ein paar Zentimeter vom Boden ab, während Du einatmest.

Halte die Spannung.

Atme aus und lasse Dein Bein entspannt zum Boden sinken.

Spüre dem nach.

Spanne nun Deine dominante Hand an, indem Du eine Faust machst.

Spanne Deinen ganzen dominanten Arm an.

Wenn es Dir möglich ist, hebe ihn ein paar Zentimeter vom Boden ab, während Du einatmest.

Halte die Spannung.

Atme aus und lasse Deinen Arm entspannt zum Boden sinken.

Öffne Deine Faust und spüre dem nach.

Spanne nun Deine andere Hand an und bilde eine Faust.

Spanne Deinen ganzen Arm an.

Wenn es Dir möglich ist, hebe ihn ein paar Zentimeter vom Boden ab, während Du einatmest.

Halte die Spannung.

Atme aus und lasse Deinen Arm entspannt zum Boden sinken.

Öffne Deine Faust und spüre dem nach.

Spanne nun Dein Gesäß an.

Zwicke Deine Pobacken fest zusammen und hebe Dein Gesäß ein kleines Stück vom Boden ab, während Du einatmest.

Halte die Spannung.

Atme aus und lasse Dein Gesäß sanft zu Boden sinken.

Spüre dem nach.

Ziehe nun Deine gesamte Bauchdecke nach innen in Richtung Wirbelsäule, während Du einatmest.

Lasse Deine Bauchdecke durch diese Anspannung flach werden.

Halte die Spannung.

Atme aus und lasse die Anspannung in Deinem Bauch los.

Spüre dem nach.

Schiebe nun Deine Schulterblätter in den Boden und hebe Deinen Brustkorb mit der Einatmung ein Stück vom Boden ab, während Du einatmest.

Halte die Spannung.

Öffne gleichzeitig Dein Herz und lasse die Liebe zu Dir selbst und zu anderen fließen.

Atme aus und lasse Deinen Brustkorb wieder sinken.

Spüre dem nach.

Deine Schultern liegen entspannt auf dem Boden.

Ziehe Deine Schultern nun näher zu Deinen Ohren heran, während Du einatmest.

Dein Hals fühlt sich dadurch kürzer an.

Halte die Spannung.

Atme aus und lasse die Schultern wieder weit weg von den Ohren sinken.

Spüre dem nach.

Deine Schultern liegen entspannt auf dem Boden.

Ziehe nun die Arme in die Länge, während Du einatmest.

Senke so Deine Schultern und ziehe sie weit weg von Deinen Ohren.

Dein Hals fühlt sich dadurch länger an.

Spreize dabei Deine Finger weit auseinander.

Halte die Spannung.

Wenn Du wieder ausatmest, lasse die Schultern in ihre Ausgangsposition zurückgleiten.

Spüre dem nach.

Dein Kopf ruht entspannt auf dem Boden.

Auch Deine Kopfhaut fühlt sich entspannt an.

Hebe nun sanft den Kopf ein Stück vom Boden ab, während Du einatmest.

Spanne so Deinen Nacken an.

Halte die Anspannung.

Mit Deiner nächsten Ausatmung lasse Deinen Kopf wieder sanft zu Boden sinken.

Spüre dem nach.

Sanft liegt Dein Hinterkopf auf der Unterlage auf.

Die Kopfhaut fühlt sich entspannt an.

Ziehe nun Dein Kinn in Richtung Brustbein, während Du einatmest.

Mache ein Doppelkinn und lasse so eine angenehme Länge in Deinem Nacken entstehen.

Halte die Spannung.

Wenn Du ausatmest, lasse die Anspannung los.

Spüre dem nach.

Dein Kopf ruht entspannt und mittig auf dem Boden.

Rolle Deinen Kopf mit der nächsten Ausatmung sanft nach rechts.

Mit Deiner nächsten Einatmung rolle Deinen Kopf wieder sanft zur Mitte zurück.

Rolle Deinen Kopf mit der nächsten Ausatmung sanft nach links.

Mit Deiner nächsten Einatmung rolle Deinen Kopf wieder sanft zur Mitte zurück.

Spüre dem nach.

Stelle Dir nun vor, Du beißt in eine Zitrone (oder Limette als Variation) hinein und machst ein zitronensaures (limettensaures) Gesicht.

Spanne Deine Stirn, Deine Augen, Deine Nase, Deinen Mund und Dein Kiefer an, während Du einatmest.

Alle Partien Deines Gesichtes kräuseln sich zu Deiner Nasenspitze hin.

Halte die Spannung.

Atme aus und lasse Deine Gesichtszüge wieder weich werden.

Spüre dem nach.

Spanne nun Deinen ganzen Körper an, während Du einatmest.

Hebe dazu Deine Arme und Deine Beine ein paar Zentimeter vom Boden ab.

Balle gleichzeitig Deine Hände zu Fäusten.

Zwicke Dein Gesäß zusammen und spanne es an.

Ziehe die Bauchdecke zur Wirbelsäule hin.

Hebe Deinen Brustkorb ein Stück vom Boden ab.

Öffne gleichzeitig auch Dein Herz.

Löse Deinen Kopf ein Stück vom Boden und spanne Deinen Nacken an.

Beiße in Deiner Vorstellung in eine Zitrone (oder Limette) hinein und spanne alle Gesichtsmuskeln an.

Öffne Deine Augen und strecke Deine Zunge heraus.

Halte diese große Anspannung.

Lasse mit Deiner nächsten Ausatmung und mit einem hörbaren, tiefen Seufzer alle Anspannung auf einmal los.

Spüre dem nach.

Du fühlst Dich ruhig, gelöst und entspannt.

Du bist ruhig, gelöst und entspannt.

Lenke Deine Aufmerksamkeit wieder auf Deinen Körper zurück.

Wandere nun gedanklich zu den Körperteilen, die ich Dir nennen werde und entspanne sie.

Lenke Deine Aufmerksamkeit in Deine Füße und in Deine Beine.

Schließe dabei Deine Zehen mit ein.

Deine Füße, Deine Beine und Deine Zehen sind entspannt.

Du fühlst Dich ruhig, gelöst und entspannt.

Lenke Deine Aufmerksamkeit in Deine Hände und in Deine Arme.

Schließe dabei Deine Finger mit ein.

Deine Hände, Deine Arme und Deine Finger sind entspannt.

Du fühlst Dich ruhig, gelöst und entspannt.

Lenke Deine Aufmerksamkeit in Dein Gesäß.

Dein Gesäß ist entspannt.

Du fühlst Dich ruhig, gelöst und entspannt.

Lenke Deine Aufmerksamkeit in Deinen ganzen Rücken.

Denke dabei an Deinen unteren, Deinen mittleren und Deinen oberen Rücken.

Dein ganzer Rücken ist entspannt.

Du fühlst Dich ruhig, gelöst und entspannt.

Lenke Deine Aufmerksamkeit in Deinen Bauch und in Deine Bauchorgane.

Dein Bauch und Deine inneren Bauchorgane sind entspannt.

Du fühlst Dich ruhig, gelöst und entspannt.

Lenke Deine Aufmerksamkeit in Deinen Schultergürtel.

Dein Schultergürtel ist entspannt.

Du fühlst Dich ruhig, gelöst und entspannt.

Lenke Deine Aufmerksamkeit in Deinen Nacken.

Deine gesamte Nackenmuskulatur ist entspannt.

Du fühlst Dich ruhig, gelöst und entspannt.

Lenke Deine Aufmerksamkeit in Dein Gesicht.

Dein ganzes Gesicht ist entspannt.

Du fühlst Dich ruhig, gelöst und entspannt.

Lenke Deine Aufmerksamkeit in Deine Kopfhaut.

Deine Kopfhaut ist entspannt.

Du fühlst Dich ruhig, gelöst und entspannt.

Spüre der Entspannung nach.

PAUSE.

Lenke Deine Aufmerksamkeit in Deinen Atem.

Lasse Deine Atemzüge wieder tiefer und intensiver werden.

Es wird Zeit, sich wieder zu bewegen.

Räkle und strecke Dich, so wie am Morgen, wenn Du aufstehst.

Öffne Deine Augen, wenn es nicht schon längst geschehen ist.

Nimm Dir die Zeit, die Du brauchst, um über Deine Lieblingsseite zum Sitzen zu kommen.

Wenn sich Dein Kreislauf stabilisiert hat, finde zum Stehen zurück.

Tipp: Du kannst diese PME als Entspannungsgeschichte nutzen. Du kannst sie aber auch kürzen oder verlängern.
Wenn Du viel Zeit hast, kannst Du danach noch eine Fantasiereise dranhängen.

Sternenhimmel

Nimm für Dich eine Wohlfühlposition ein.

Diese kann liegend oder sitzend sein.

Lege Deine Arme und Beine in einer bequemen Position ab.

Dabei darf zwischen Deiner Achselhöhle und Deinen Armen ein kleiner Abstand entstehen.

Zeit für Dich und Zeit für Deinen Körper.

Zeit, um neue Energie aufzutanken und in das Reich der Träume einzutauchen.

Ich würde mich freuen, wenn Du mich dazu begleiten würdest.

Wenn Du Dich dabei wohlfühlst, schließe nun gerne Deine Augen, wenn dies nicht schon längst geschehen ist.

Bilder können so leichter vor Deinem inneren Auge entstehen.

Du brauchst nichts weiter zu tun, als meiner Stimme zu folgen.

Stelle Dir nun vor, es ist eine warme Sommernacht.

Du hast es Dir auf Deinem Balkon oder auf Deiner Terrasse bequem gemacht.

Vielleicht liegst Du auf einer Liege, einem Liegestuhl oder in einer Hängematte?

In Deiner Fantasie ist alles möglich.

Du kannst Dich auch gerne an einem anderen Ort befinden.

Vielleicht auf einer grünen Wiese oder an einem schönen Sandstrand?

Lasse nun ein Bild vor Deinem inneren Auge entstehen.

Kommen wir nun wieder zu der Sommernacht zurück.

Die Hitze des Tages ist vorübergegangen und der Boden gibt noch die Wärme des Tages ab.

Es ist eine laue Sommernacht.

Dein Blick wandert zum Himmel hinauf.

Was siehst Du alles?

Vielleicht ist der Mond schon aufgegangen?

Welche Form hat er?

Vielleicht die einer Sichel?

Oder ist bei Dir heute Halbmond oder Vollmond?

Der Mond taucht die Landschaft um Dich herum in ein sanftes, warmes, helles Licht.

Der Mond scheint so nahe zu sein und ist doch so weit weg von der Erde.

Weit weg von unserem blauen Planeten.

Du blickst weiter in den Nachthimmel hinauf und entdeckst die Sterne.

Sie funkeln und glitzern um die Wette.

Die Sterne haben unterschiedliche Formen.

Es gibt große Sterne und es gibt kleine Sterne.

Manche stehen im Verbund miteinander und, wenn man genau hinsieht, können dabei Bilder entstehen.

Sternenbilder, wie zum Beispiel: „Der Große Wagen“ oder „Der Kleine Wagen“.

Kannst Du Dir das vorstellen?

Lasse ein Bild vor Deinem inneren Auge entstehen.

Manche Sterne sind schwer zu erkennen.

Unscheinbar, als wollten sie nicht gesehen werden.

Sie möchten gerne in die Weite des Universums eintauchen und auf ihre Art und Weise anonym bleiben.

Sie möchten gerne aus dem Stillen und dem Verborgenen agieren.

Unscheinbar, aber gleichzeitig so wertvoll.

Sie sind und bleiben ein Teil des Sternen- und Sonnensystems.

Es würde eine Lücke entstehen, wenn es sie nicht geben würde.

Genauso wie bei uns im richtigen Leben.

Vergleichen wir es einfach mit einem Puzzle.

Was wäre, wenn ein Puzzleteil fehlt?

Das Bild wäre nicht vollständig.

Auch Du hast Deinen Platz im Universum.

Egal wo dieser auch sein mag.

Du bist ein wertvoller Teil des Ganzen und Du hast Deine eigene Geschichte und Deine eigene Lebensaufgabe zugewiesen bekommen.

So unwichtig Du Dir auch erscheinen magst, so ist es nicht.

Auch Du spielts darin eine wichtige Rolle.

Ohne Dich wäre das Universum unvollständig.

Was uns die Sterne wohl erzählen möchten oder könnten?

Höre einmal genau hin, vielleicht erfährst Du dann ihre Geschichten.

PAUSE.

Suche Dir nun am Himmelszelt einen Stern aus.

Dieser Stern schickt einen Lichtstrahl auf die Erde zu Dir herab und tritt so mit Dir in Verbindung.

Das Licht erreicht den Scheitelpunkt Deines Kopfes und ein angenehmes Gefühl durchströmt Deinen Körper.

Du kannst diesem Stern alle Fragen stellen, die Du gerne möchtest.

Wenn Du genau hinhörst, bekommst Du vielleicht eine Antwort.

Eine Antwort oder eine Zustimmung.

Vielleicht kann man es auch als Intuition oder Vertrauen in das Göttliche oder gar Himmlische nennen?

Das liegt jetzt an Dir.

Ist das nicht ein schönes Gefühl?

Du kannst dem Stern alles sagen, was Du möchtest.

Vielleicht verbindest Du mit Deinem Stern jemanden, der uns schon vorausgegangen ist?

Der Stern ist ein guter Zuhörer und Deine Worte kommen bestimmt an der richtigen Stelle an.

Du kannst ihm die Worte erzählen, die vielleicht nicht mehr möglich waren.

Bei diesem Gedanken wird Dir ganz warm um Dein Herz.

Das Gefühl der Erleichterung stellt sich bei Dir ein.

Es fällt Dir sozusagen ein Stein vom Herzen.

Der Frieden kehrt in Deinem Herzen ein.

Das Engegefühl weicht und der Panzer um Dein Herz beginnt zu bröckeln.

Diese Person wird immer einen Platz in Deinem Herzen haben.

Der Stern hat noch eine weitere Fähigkeit.

Er kann Dir neue Energie schenken.

Die Energie, die Du genau in diesem Moment brauchst.

Er hat auch die Fähigkeit, Kummer und Sorgen in das Universum mitzunehmen und sie dort abzugeben.

Man könnte auch sagen, sie verschwinden im Universum.

Der Stern kann auch Verspannungen und Schmerzen in Deinem Körper lindern.

Sein Lichtstrahl gibt Dir Energie und Wärme.

Kannst Du es fühlen und spüren?

PAUSE.

Hast Du Deinem Stern alles gesagt oder alles gefragt, was Du wolltest?

Dann verabschiede Dich von ihm.

Der Lichtstrahl löst sich und dieser innige Kontakt bricht ab.

Du kannst die Verbindung jederzeit wieder herstellen, wenn Du möchtest.

Du schaust in den Himmel hinauf und bedankst Dich bei dem Stern.

Er funkelt und glitzert in einem hellen Licht.

Du hast das Gefühl, er winkt Dir zu.

Dieser Stern ist immer für Dich da.

Er ist so weit weg und doch so nah.

Denn diese Verbindung trägst Du in Deinem Herzen.

Du bist ein Teil des Universums.

Öffne nun langsam wieder Deine Augen und finde Dich an Deinem Platz ein.

Bringe wieder Bewegung in Deinen Körper.

Vielleicht hast Du Lust Deine Arme und Beine ganz weit weg von Dir auszustrecken und Dich als Stern zu fühlen?

Probiere es einfach einmal aus.

Ich wünsche Dir, dass Du Deinen Stern findest.

Ich wünsche Dir, dass Du Dich so annimmst, wie Du bist.

Ich wünsche Dir, dass Du Deiner Intuition und dem Universum Vertrauen schenkst.

Was auch immer Du als Universum bezeichnest.

Sonnenaufgang

Wenn Du innerlich zur Ruhe gekommen bist, lasse uns mit einer Fantasiereise beginnen.

Unser Reiseziel sind heute die Berge.

Stelle Dir vor, Du verbringst ein Wochenende in den Bergen.

Du hast Dir eine kleine gemütliche Pension ausgesucht.

Vielleicht hast Du Dir auch eine Almhütte gemietet oder Dir ein schönes Hotel gegönnt?

Oder man findet Dich auf einem Campingplatz wieder.

In Deiner Fantasie ist alles möglich.

Stelle Dir nun dieses Bild in Gedanken vor.

Es ist früher Morgen.

Du bist gerade aufgewacht und freust Dich auf den Tag.

Vielleicht gibt es auch jemanden an Deiner Seite?

Es sind Deine Gedanken und Deine Bilder.

Alles ist so friedlich und still.

Du liegst noch gemütlich in Deinem warmen Bett.

Es fühlt sich gut an.

Du riskierst einen Blick aus dem Fenster und schaust hinaus.

Das, was Du siehst, verschlägt Dir die Sprache und Du bist auf einmal hellwach.

Das musst Du Dir genauer anschauen.

Du schlüpfst aus Deinem Bett und ziehst Dir schnell etwas an.

Egal wo Du Dich befindest, Du gehst ins Freie.

Du schaust dem atemberaubenden Naturschauspiel zu.

Vor Dir erstreckt sich ein einzigartiges Bergpanorama.

Auf manchen Gipfeln liegt sogar Schnee.

Wo die Sonne den Schnee berührt, funkelt und glitzert es.

Zwischen zwei Berggipfeln siehst Du eine große, rote Kugel am Himmel stehen.

Du hast Glück.

Es ist die Sonne bei Sonnenaufgang, auch Morgenrot genannt.

Es ist wunderschön.

Die Sonne scheint so nahe dazu sein und sie ist doch so fern.

Es ist schwierig für uns, sich diese endlose Weite vorzustellen.

Die Sonne hat ihre eigene Farbpalette.

Von Dunkelrot bis Hellgelb.

Du genießt diesen Augenblick.

Was fühlst Du?

Welche Gedanken schießen Dir durch den Kopf?

Du siehst die Berge vor Dir.

Stark, hoch und ja gar majestätisch stehen sie vor Dir.

Auch sie wirken so nah und doch so fern.

Erreichbar und unerreichbar zugleich.

Die Welt hat uns so etwas Schönes geschenkt.

Das Universum hat etwas so Schönes erschaffen.

Wie winzig, klein und unscheinbar sind wir im Verhältnis dazu.

Ein Lächeln zaubert sich in Dein Gesicht.

Dir wird ganz warm ums Herz.

Du weißt auf einmal gar nicht mehr, worüber Du Dich geärgert hast.

Das ist auf einmal völlig belanglos.

Es beginnt ein neuer Tag.

Das, was gestern war, ist Vergangenheit.

Das, was morgen ist, ist die Zukunft.

Das, was jetzt ist, ist der Moment, in dem Du lebst.

Kannst Du im Moment leben?

Kannst Du den Moment genießen?

Oder macht sich das Kopfkino bei Dir bemerkbar?

Dann versuche Deinen Geist zur Ruhe zu bringen.

Lerne in dem Moment zu leben.

Sei dem Universum dankbar, was es für Dich bereithält.

Trauer Vergangenem nicht nach und lebe nicht in der Zukunft.

Lebe jetzt, genau in diesem Moment.

Ich wäre gerne......

Bevor wir in die Welt der Entspannung eintauchen, schalte alle Geräte auf lautlos.

Störende Faktoren können so ausgeblendet werden.

Wenn Du möchtest, schließe Deine Augen.

Erlaube Deinem Körper zu entspannen.

Deine Arme und Hände entspannen sich.

Deine Finger entspannen sich.

Deine Beine und Füße entspannen sich.

Deine Zehen entspannen sich.

Deine Schultern entspannen sich.

Dein Nacken entspannt sich.

Dein Rücken entspannt sich.

Dein Bauch entspannt sich.

Dein Kopf entspannt sich.

Deine Augen, Deine Ohren, Deine Nase und Dein Mund entspannen sich.

Dein ganzer Körper entspannt sich.

Du kommst auf Deinem Entspannungsplatz an.

Dein Anker des Lebens, besser bekannt als Dein Atem, begleitet Dich.

Unscheinbar und leise ist er tagtäglich für Dich da und versorgt Dich mit neuer Energie.

Gemeinsam schwimmt ihr auf dem Fluss des Lebens.

Kannst Du Deinen Atem hören?

Jede Einatmung füllt Deinen Körper mit Sauerstoff auf.

Jede Ausatmung lässt Deinen Körper ruhiger und entspannter werden.

Die verbrauchte Luft strömt aus Dir heraus.

Lege Deine Hände sanft auf Deinen Bauch ab.

Wenn Du einatmest, spürst Du, dass er sich nach außen wölbt.

Wenn Du ausatmest, spürst Du, dass der Bauch flacher wird.

Du fühlst Dich immer wohler und entspannter, so dass wir unsere Gedankenreise beginnen können.

Hattest Du schon einmal den Wunsch, jemand anders zu sein?

Ich denke schon.

Im Fasching, auch Karneval genannt, verkleiden wir uns gerne.

Wir suchen uns ein Kostüm aus und wollen einmal in eine andere Rolle hineinschlüpfen.

Wir wollen gerne eine andere Person sein.

Vielleicht genau das Gegenteil von uns selbst?

Oder etwas tun, was man sich sonst nie trauen würde?

Welchen Wunsch würdest Du in das Universum schicken?

Wer oder was wärst Du gerne, wenn dies möglich wäre?

Spielen wir gemeinsam ein paar Gedanken durch.

Wärst Du gerne ein Held?

Eine Art Superman oder ein Retter in der Not?

Du wärst stark, klug, unbezwingbar und auch ab und zu ein Lebensretter.

Nichts wäre zu schwer für Dich und nichts könnte Dich aufhalten.

Du hättest ein hilfsbereites Herz und die Menschen würden dankbar zu Dir aufblicken.

Kannst Du Dir das vorstellen?

Möchtest Du Dir das vorstellen?

Wärst Du gerne ein Baum?

Du wärst fest mit der Erde verwurzelt.

Du würdest Dich geerdet fühlen.

Deine Äste würden dem Himmel und der Sonne entgegenwachsen.

Hoch hinauf in den Himmel bis zum Universum.

Du würdest jedem Sturm standhalten.

Die Jahreszeiten sorgen für Dein Wachstum und Deinen Winterschlaf.

Du könntest Früchte tragen, die geerntet werden könnten und die Menschen müssten nicht Hunger leiden.

Du würdest den Menschen und den Tieren an heißen Tagen wohltuenden Schatten spenden.

Verliebte könnten ein Herz in Deine Rinde schnitzen, um allen ihr Glück zu zeigen.

Menschen könnten Dich umarmen und Deine Kraft spüren.

Sie könnten Trost bei Dir finden.

Kannst Du Dir das vorstellen?

Möchtest Du Dir das vorstellen?

Wärst Du gern ein Schmetterling?

Aus einer unscheinbaren Raupe, die zu einem Kokon wird, der aufbricht und aus dem sich ein wunderschöner Schmetterling entpuppt und herauskommt.

Du könntest federleicht durch die Lüfte schweben und Kreise ziehen.

Du könntest jede Blume und die Natur hautnah erleben und Dich daran erfreuen.

Kannst Du Dir das vorstellen?

Möchtest Du Dir das vorstellen?

Wärst Du gerne ein Arzt, eine Ärztin, ein Pfleger, eine Pflegerin oder eine Krankenschwester?

Dann könntest Du Menschen hegen und pflegen.

Du könntest sie heilen, versorgen und gesund machen.

Du könntest Menschen auf ihrem Lebensweg begleiten und ihnen hilfreich zur Seite stehen.

Du könntest sie, auf ihrem letzten Weg begleiten und es ihnen leichter machen.

Du könntest etwas Gutes tun.

Du wüsstest viel über die Anatomie und die Heilkräuter.

Kannst Du Dir das vorstellen?

Möchtest Du Dir das vorstellen?

Wärst Du vielleicht gerne ein Buch?

Die Menschen könnten in Dir blättern und lesen.

Sie könnten bei Fragen, in Dir nachschlagen.

Sie könnten ihren Horizont erweitern und sich viel Wissen aneignen.

Deine Texte würden bestehen bleiben, auch wenn es Dich nicht mehr gibt.

Kannst Du Dir das vorstellen?

Möchtest Du Dir das vorstellen?

Wärst Du gerne ein Vogel?

Dann könntest Du die Welt von oben betrachten.

Du könntest Dir die Welt aus einer anderen Perspektive anschauen.

Unter Dir wäre alles klein und unscheinbar.

Manche Dinge wären auf einmal völlig unwichtig.

Kannst Du Dir das vorstellen?

Möchtest Du Dir das vorstellen?

Vielleicht wärst Du gerne ein Meeresbewohner oder eine Meeresbewohnerin?

Vielleicht ein bunter Fisch, ein Delfin oder ein Seestern?

Vielleicht liebst Du das Wasser und würdest gerne durch die Meere schwimmen?

Als Delfin lächelnd umherschwimmen und in der Therapie eingesetzt werden?

Menschen Trost spenden, helfen und ihnen wieder ein Lächeln in das Gesicht zaubern.

Die endlose Weite des Meeres spüren und in das Wasser eintauchen.

Andere Länder kennenlernen und die Welt umkreisen?

Kannst Du Dir das vorstellen?

Möchtest Du Dir das vorstellen?

Vielleicht wärst Du gern ein Berg?

Ein hoher Berg mit einem schneebedeckten Gipfel.

Die Menschen würden zu Dir aufblicken.

Vielleicht wärst Du ein hoher Berg, den man nicht erklimmen kann, der gar unerreichbar scheint?

Ein Berg, mit leichten oder schweren Wegen?

Ein Berg mit Ecken, Kanten oder Hindernissen?

Ein Berg der Ruhe und Stille.

Ein Ort zum Innehalten.

Kannst Du Dir das vorstellen?

Möchtest Du Dir das vorstellen?

Vielleicht wärst Du gerne eine Katze oder ein Kater?

Dann könntest Du Dich genüsslich räkeln und strecken.

Du könntest aber auch Deine Krallen schärfen und bei Bedarf auch ausfahren.

Du könntest Deine Freiheit genießen und Dich zum Träumen hinlegen und Dich dabei ganz klein machen.

Du könntest auf Mäusejagd gehen.

Die Menschen würden Dich streicheln.

Dabei würdest Du Dich wohlfühlen und sanft schnurren.

Kannst Du Dir das vorstellen?

Möchtest Du Dir das vorstellen?

Vielleicht wärst Du gerne eine Kerze?

Du würdest für Behaglichkeit und für Romantik sorgen.

Du könntest mit Deinem Licht den Frieden in die Welt bringen.

Du könntest Licht in die Dunkelheit bringen.

Du könntest Wärme in die Kälte bringen.

Dein Licht könnte für Romantik sorgen.

Kannst Du Dir das vorstellen?

Möchtest Du Dir das vorstellen?

Vielleicht wärst Du gerne ein anderer Planet?

Ein Stern, der Mond oder gar die Sonne?

Du könntest die Erde von oben betrachten.

Du könntest für Dunkelheit und für Helligkeit sorgen.

Du könntest Dir Deine eigene, heile Welt im Universum erschaffen.

Kannst Du Dir das vorstellen?

Möchtest Du Dir das vorstellen?

Was wärst Du gerne?

Bleib hier für einen Moment.

Ich hole Dich dann wieder zurück.

PAUSE.

Verabschiede Dich von den Gedanken, was Du gerne wärst.

Ich gebe zu, es würde mich schon interessieren, was Du gerne wärst.

Egal, was es war, ich bin mir sicher, ein Teil von Dir ist es bereits.

Du bist ein Held, wenn Du hilfsbereit bist und nicht einfach nur wegschaust, wenn jemand Hilfe braucht.

Du bist ein Schmetterling, wenn Du die Natur in ihrer ganzen Schönheit, Farbenpracht und Vielfältigkeit wahrnimmst.

Du bist ein Arzt, eine Ärztin, ein Pfleger, eine Pflegerin oder eine Krankenschwester, wenn Du einfach für andere da bist.

Tröste sie, umarme sie, verbinde sie, klebe ein Pflaster auf eine Wunde oder höre einfach nur zu.

Leiste „Erste Hilfe“, wenn es die Situation erfordert.

Du kannst nichts falsch machen, außer „Nichts“ zu tun.

Du kannst ein Vogel sein.

Betrachte manche Situation aus der Vogelperspektive und Du wirst die Lösung finden.

Oder gehe einfach einmal einen Schritt zur Seite und Dein Blickwinkel wird sich verändern.

Du kannst ein Baum oder Berg sein, wenn Du mit beiden Beinen fest im Leben stehst und nicht nur Luftschlösser baust.

Du kannst für andere ein Baum sein, an dem man sich anlehnt und Kraft auftanken kann.

Mit anderen Worten, ein Freund oder eine Freundin in stürmischen Tagen.

Du kannst ein Berg sein.

Ein Freund – ein Fels in der Brandung.

Du musst kein anderer Planet sein, denn Du kannst hier auf Erden Deine Welt erschaffen, so dass es Dir gut und immer besser geht.

Tauche in Deine Unterwasserwelt ein und schwimme im Strom Deines Lebens.

Dieser Weg wird mal leichter und mal schwerer sein.

Bestimmt ist dieser Weg auch farbenfroh.

Du bist auch eine Kerze.

Mit dem Strahlen Deiner Augen bringst Du Licht in das Leben anderer.

Mit einer Umarmung bringst Du Wärme, Liebe und Geborgenheit in das Leben Deiner Mitmenschen.

Ich wäre gerne heißt „Ich bin“.

Ich hoffe, Dir haben meine Gedanken gefallen.

Vielleicht haben sie Dich zum Nachdenken gebracht.

Ziehe daraus alles Positive, das würde ich mir für Dich wünschen.

Wie fühlst Du Dich jetzt?

Vielleicht hast Du gerade manches aus einem anderen Blickwinkel betrachtet und Du konntest sehen, dass es gut ist.

Schön, dass es Dich gibt.

Nimm nun bewusst Deinen Anker des Lebens wahr.

Lasse einen tiefen Atemzug entstehen, der auch die Form eines Seufzers annehmen kann.

Bringe wieder Bewegung in Deinen Körper und komme im Jetzt und Hier an.

Danke, dass Du mich begleitet hast.

„Ich wäre gerne“ für ein kurzes Stück Dein Wegbegleiter.

Vielleicht ist es mir mit dieser Geschichte gelungen.

Dann bin ich dankbar dafür.

Die Reise zum Mond

Mache es Dir ganz bequem.

Lege Dich so hin, dass es Dir gut und immer besser geht.

Schließe Deine Augen und komme auf Deinem Platz an.

Komme bei Dir an.

Für alles andere ist später Zeit.

Nimm einen tiefen Atemzug und lasse mit einem tiefen Seufzer alles los.

Packe alles, was Dich belastet, in einen Rucksack hinein und stelle diesen ganz weit weg von Dir.

Ich lade Dich ein, mich auf eine kleine Fantasiereise zu begleiten.

Stelle Dir nun vor es ist spät am Abend.

Du machst es Dir zu Hause gemütlich.

Du suchst Dir Deinen Lieblingsplatz aus und kuschelst Dich in eine Decke ein.

Es ist Zeit für eine kleine Auszeit.

Es ist Abend und der Mond scheint durch das Fenster in Dein Zimmer.

Es ist Vollmond.

Der Mond strahlt hell am Himmelszelt und leuchtet in Dein Zimmer hinein.

Er ist ein Teil des Universums.

Er ist so weit weg und doch so nah.

Der Mond ist umgeben von vielen kleinen Sternen.

Die Sterne sehen wie unterschiedliche Glitzersteine aus.

Stelle Dir nun das Bild des Mondes vor.

Der Mond hat die Form einer hellen, runden Kugel.

Doch was ist das?

Der Mond bekommt auf einmal ein Gesicht.

Du erkennst zwei Augen, eine Nase und einen Mund.

Dieses Gesicht lächelt Dich freundlich an.

Der Mond möchte zu Dir Kontakt aufnehmen.

Du kannst es gar nicht glauben.

Er lädt Dich ein, ihn zu besuchen.

Du denkst: „Wie soll denn das Gehen?"

Bedenke, in unserer Fantasie ist alles möglich.

Du nimmst die Einladung an.

Aber wie sollst Du zum Mond hinaufkommen?

Da erscheint ein kleiner Stern auf Deinem Fensterbrett und nimmt Dich bei der Hand.

„Hab keine Angst und schließe Deine Augen", sagt der kleine Stern.

Du schließt Deine Augen und spürst, wie Du sanft zu schweben beginnst.

Immer höher und höher.

Es ist ein sehr schönes Gefühl.

Du bist oben angekommen.

Der Mond begrüßt Dich freundlich und Du fühlst Dich wohl.

Du hast das Gefühl, nach Hause zu kommen.

Vorsichtig schaust Du Dich um und lässt Deinen Blick umherschweifen.

Was siehst Du alles?

Du siehst die Erde unter Dir.

Du erkennst blaue und grüne Flächen.

Es sieht wie eine Farbpalette eines Malers aus.

Die Erde schaut klitzeklein aus.

Sie ist nur ein kleiner Punkt im Universum.

Du verstehst jetzt, warum die Erde auch blauer Planet genannt wird.

Du blickst Dich um.

Endlose Weite.

Du siehst Sterne in verschiedenen Größen.

Du entdeckst andere Planeten.

Einige sind Dir ganz nah und andere sind so weit weg.

Du nimmst diese Unendlichkeit des Universums wahr.

Du nimmst diese Unergründlichkeit des Universums wahr.

Du fühlst Dich ganz klein und trotzdem groß.

Du bist ein Teil dieses Universums.

Es sieht hier alles so friedlich und ruhig aus.

Du bist beeindruckt.

Der Mond sieht das Staunen in Deinem Gesicht.

Er sieht, dass Du verstanden hast.

Das Universum ist unendlich.

Das Universum ist unbegreiflich.

Das Universum ist unergründlich.

Das Universum ist so nah und doch so fern.

Es übersteigt unser Wissen und ist dennoch so schön.

Wie schaut Deine Welt von einem anderen Blickwinkel aus?

Wie sieht sie von oben, von unten, von rechts oder von links aus?

Was groß und unüberwindbar scheint, ist plötzlich klein und völlig unbedeutend.

Möchtest Du nicht auch manchmal einen Neustart wagen?

Oder einen sogenannten „Reset - Knopf" drücken und noch einmal von vorne beginnen?

Manchmal reicht es, sich einmal um die rechte Schulter, um seine eigene Achse, zu drehen und schon sieht die Welt ganz anders aus.

Wie mag es wohl Astronauten gehen, die in das Weltall fliegen?

Du verweilst hier noch für einen Augenblick.

PAUSE.

Der Mond zwinkert Dir zu.

Du bedankst Dich für dieses Erlebnis.

Der kleine Stern ist wieder bei Dir und bringt Dich sicher zur Erde zurück.

Du bist wieder in Deinem Zimmer angekommen.

Der kleine Stern winkt Dir zu und lächelt Dich freundlich an.

Er macht sich wieder auf den Rückweg.

Ist das wirklich passiert?

Du kannst es gar nicht glauben.

Du öffnest langsam die Augen und nimmst den Raum um Dich herum wieder wahr.

Du bringst eine sanfte Bewegung in Deinen Körper.

Es kann ein Räkeln oder ein Strecken sein.

Ein Gähnen oder ein Seufzen, das, was Dir jetzt guttut.

Du stehst auf und blickst aus dem Fenster.

Kann es sein, dass Dir der Mond gerade zuzwinkert?

Universum und Ökologie

Komme in einer für Dich entspannten Position an.

Zeit für Ruhe und Stille.

Zeit für eine kleine Auszeit.

Zeit für Meditation und innere Einkehr.

Zeit, den Geist zur Ruhe zu bringen.

Wenn Du so weit bist, lasse uns beginnen.

Wir alle sind ein Teil des Universums.

Die Welt wurde uns als Lebensraum geschenkt.

Gehen wir achtsam mit diesem Geschenk um?

Auch unsere Nachkommen wollen noch mit Energie, mit Wasser, mit Naturalien und vielem mehr versorgt werden.

Erlaube mir, Dir ein paar Gedanken mit auf den Weg zu geben.

Bist Du ein ökologisch handelnder Mensch?

Bist Du ein alternativer oder manche sagen auch ein „grüner Mensch"?

Bleibe wertfrei und urteile nicht.

Die Ökologie ist eine Wissenschaft, wie sich die Umwelt und die Lebewesen gegenseitig beeinflussen.

Unsere Handlungen wirken sich auf das Klima und unsere Ressourcen aus.

Ökologisch kann ein jeder von uns sein.

Fällt Dir vielleicht dazu etwas ein?

Denkst Du vielleicht gerade darüber nach, wie und wo Du zum Einkaufen gehst?

Auf was Du wert legst?

Möchtest Du Qualität oder Billigware?

Wie stehst Du zum Thema Verpackung?

Wie stehst Du zur Massentierhaltung?

Möchtest Du eng eingesperrt in einem Käfig leben?

Nutzt Du die Bahn als Fortbewegungsmittel?

Bildest Du Fahrgemeinschaften oder bist Du mit dem Fahrrad unterwegs?

Bleibe wertfrei.

Hättest Du die Möglichkeit etwas zu verändern?

Wie sieht es bei Dir mit der Kleidung aus?

Achtest Du hier auf Qualität, auf Schnäppchen oder auf Billigware?

Muss es immer das Neueste und dasTeuerste sein?

Denkst Du dabei daran, wie die Sachen hergestellt werden?

Oder schaust und achtest Du auf Nachhaltigkeit?

Dies könnte einen höheren Einkaufspreis nach sich ziehen.

Ist es Dir wert, dafür mehr zu bezahlen?

Verbrauchst Du all Deine eingekauften Lebensmittel oder entsorgst Du sie?

Landet bei Dir ein Überschuss in der Mülltonne oder in der Biotonne?

Ökologisch fühlt sich für mich so an, als ob man sein Verhalten auf eine Waage legt.

Diese Waage sollte sich in Balance halten.

Auch Du solltest Deinen Körper in Balance halten.

Wie gehst Du mit Deinem Körper um?

Pflegst und versorgst Du ihn, mit all dem, was er wirklich braucht?

Gönnst Du Dir ab und zu eine Auszeit?

Eine Phase der Entspannung oder der Meditation?

Achtest Du auf ausreichend Schlaf?

Achtest Du auf ausreichend Bewegung?

Es gibt bestimmt etwas, dass Dir guttut.

Genießt Du Dein Essen?

Wie gehst Du mit Genussmitteln um?

Leichtsinnig oder besonnen?

Merkst Du, ob ein Genuss nicht schon längst eine Sucht geworden ist?

Bleibe wertfrei.

Verweile hier für einen Moment und spüre nach.

Ich hole Dich dann wieder zurück.

PAUSE

Fühlt sich Dein Körper ökologisch an?

Hast Du das Gefühl, es läuft alles rund?

Wenn nicht, was kannst Du ändern, dass es sich wieder besser anfühlt?

Vielleicht musst Du auch gar nichts verändern.

Die Entscheidung ökologisch zu sein, liegt bei jedem Einzelnen von uns.

Lerne ökologisch zu handeln und zu leben, so dass unsere Welt noch lange erhalten und bestehen bleibt, damit auch unsere Kinder und Enkelkinder noch etwas davon haben.

Und wenn Du einmal genau hineinspürst, ist ökologisch ein schönes Wort und löst ein gutes Gefühl im Körper aus.

Vielleicht ein Gefühl, etwas Gutes zu tun.

Die Menschheit will immer höher hinaus.

Raketen werden in den Weltraum gestartet, um das Universum zu erforschen und es besser zu verstehen.

Es ist so unendlich, dass es unser Gehirn nicht verstehen kann.

Wir stoßen an unsere Grenzen, wollen es aber nicht wahrhaben.

Möchtest Du gerne einmal in das Weltall fliegen?

Diese Unendlichkeit, das Universum einfach nur zu erahnen?

Sich einmal wie Käptn Kirk im Raumschiff Enterprise zu fühlen.

Stelle Dir nun in Gedanken das Universum vor, was es für Dich bedeutet oder welches Bild vor Deinem geistigen Auge entsteht.

Verweile hier für einen Moment.

Ich hole Dich dann wieder zurück.

PAUSE.

Verabschiede Dich nun vom Universum und der Ökologie.

Spüre wieder in Deinen Körper hinein.

Öffne langsam wieder Deine Augen und nimm den Raum um Dich herum wahr.

Strecke Deine Arme über den Kopf und mache Dich ganz lang.

Gerne kannst Du mit Deinem Körper in eine C-Form gehen.

Einmal nach rechts und einmal nach links gebeugt.

Wenn Dir danach ist, hole beide Beine zu Dir ran und mache Dich ganz klein.

Wenn Du so weit bist, komme über Deine Lieblingsseite zum Sitzen zurück.

Atmung, Unendlichkeit und Weite

Mache es Dir in der Rückenlage bequem und gönne Deinem Körper eine kleine Auszeit.

Lege Dich so hin, dass es Dir gut und immer besser geht.

Lasse Deine Beine locker auseinanderfallen oder wenn Du sie lieber aufstellen möchtest – locker zueinander fallen.

Höre auf die Bedürfnisse Deines Körpers.

Finde in Deine Wohlfühlposition hinein und komme ganz und gar bei Dir an.

Deine Arme liegen entspannt auf dem Boden, so dass unter Deinen Achselhöhlen ein kleines Luftpolster entstehen kann.

Das Gefühl, sich weiten und sich öffnen, kann so leichter entstehen.

Atme durch Deine Nase ein und durch Deinen Mund wieder aus.

Sollte Deine Nase zurzeit ein wenig verstopft sein, wirst Du automatisch durch den Mund atmen.

Lasse Deinen Atem geschehen.

Oft springen unsere Gedanken einfach hin und her.

Geben wir ihnen eine Aufgabe.

Parken wir sie in einem virtuellen Raum und bleiben deren stiller Beobachter.

Unser Geist ist ständig in Bewegung und unergründlich.

Man kann es mit der Unendlichkeit des Universums vergleichen.

Nach dieser Atemübung kannst Du wieder zum Betrachter Deiner Gedanken werden.

Konzentriere Dich ganz auf Deine Atmung.

Atme durch die Nase ein und durch den Mund wieder aus.

Die Atmung geschieht automatisch.

Was nimmst Du wahr?

Nimmst Du das Heben und das Senken Deines Brustkorbes wahr?

Nimmst Du das Heben und das Senken Deines Bauches wahr?

Nimmst Du das Heben und das Senken Deiner Schlüsselblätter wahr?

Nimmst Du alle zwei oder drei Bewegungen wahr?

Nimmst Du die Schwingungen Deiner Rippenbögen wahr?

Bleibe wertfrei.

Nimm Deinen Atemrhythmus und die Intensität Deines Atems wahr.

Sinke mit jedem Atemzug tiefer in Deine Unterlage hinein und fühle Dich immer wohler.

Lenke Deine Aufmerksamkeit auf Dein drittes Auge.

Es befindet sich zwischen Deinen beiden Augenbrauen.

Schicke Deinen Atem bewusst dorthin.

Nimm ihn als einen sanften Luftstrom wahr.

Gleich einem sanften Streicheln auf Deiner Haut.

Bringe so Ruhe und Harmonie in Deinen Körper.

Spüre Deinen friedvollen Atem und tauche Deinen Körper in diesen Frieden ein.

Wie fühlt sich das für Dich an?

Spüre, wie Du mit jedem Atemzug ruhiger und entspannter wirst.

Spüre, wie Dein Geist den Weg in die Stille finden kann.

Du fühlst Dich ruhig, gelöst und entspannt.

Spüre, wie Du mit jedem Atemzug dem Körper neue Energie zuführst.

Jede Zelle Deines Körpers wird versorgt.

Spüre dem nach.

Lenke Deinen Atem nun hinter Deine Augäpfel.

Tauche in die Dunkelheit hinter den Augenhöhlen ein.

Empfinde diese Dunkelheit gleichzeitig als Helligkeit.

Tauche in diese Unendlichkeit des Seins ein.

Nimm diese Unendlichkeit und Weite wahr.

Fühle Dich frei und unbeschwert.

Vielleicht sogar schwerelos?

Erschaffe Dir Dein eigenes, kleines Universum in Deinem Körper.

Manche Dinge geschehen, ohne dass wir sie rational verstehen können.

Wir möchten immer eine Antwort auf unsere Fragen.

Aber manchmal gibt es keine Antwort.

Manchmal darf man einfach nur sein.

Manchmal darf man einfach nur etwas ohne Gegenleistung annehmen.

Ein Geschenk darin sehen und dankbar dafür sein.

Manchmal darf man einfach nur annehmen, wenn uns etwas Gutes widerfährt.

Lasse ein angenehmes Gefühl entstehen.

Verweile hier für einen Moment, ich hole Dich dann wieder zurück.

PAUSE.

Verabschiede Dich von Deinem eigenen, kleinen Universum.

Wenn Du wieder bereit bist, lenke Deine Aufmerksamkeit in Dein Herz hinein.

Wenn Du einen Wunsch frei hättest, was würdest Du Dir jetzt wünschen?

Einen Wunsch, der tief in Deinem Herzen schlummert und Wirklichkeit werden soll.

Als Beispiel: „Ich bleibe gesund“.

Sage Dir nun diese Intention oder auch Sankalpa genannt dreimal im Stillen vor.

Du kannst diesen Wunsch auch in das Universum schicken.

Wohin Du gerne möchtest.

Ich wünsche Dir, dass Dein Wunsch in Erfüllung geht.

Komme zurück zu diesem Moment.

Bringe eine sanfte Bewegung in Deinen Körper und öffne Deine Augen.

Intensiviere den Anker Deines Lebens und fühle Dich wieder ganz wach.

Fühle wieder die Vertrautheit in eurem gemeinsamen Fluss des Lebens.

Finde Dich in einer aufrechten, sitzenden Position wieder.

Wenn Du möchtest, forme mit Deinen Händen die Gebetshaltung und lege sie vor Dein Herz.

„Mögen alle Lebewesen Glück und Harmonie erfahren".

„Möge ich mit meinen Gedanken, Worten und Werken einen Teil dazu beitragen".

Namaste.

Kronenchakra – Entdecke Deine Spiritualität

Finde Deine Position, in der Du gut verweilen kannst.

Liegend, sitzend oder auch angelehnt auf einem Stuhl.

Mache es Dir so bequem und angenehm wie möglich.

Wenn Du angekommen bist, schließe gerne Deine Augen.

Innere Bilder können so leichter vor Deinem geistigen Auge erscheinen und entstehen.

Du darfst die Augen auch gerne geöffnet lassen und den Blick sanft nach unten senken.

Es ist Deine Wohlfühlposition während der Meditation.

Lenke Deine Aufmerksamkeit in das Kronen Chakra.

Es befindet sich über Deinem Scheitelpunkt.

Du kannst es in Deiner Aura wahrnehmen.

Es verbindet Dich mit dem Göttlichen.

Lenke Deine Aufmerksamkeit nun nach innen.

Begib Dich auf die Reise zum Kronen Chakra.

Es wird auch Sahasrara genannt.

Fühle, spüre und finde Dich im Kronen Chakra wieder.

Es ermöglicht Dir die Verbindung zu Dir selbst.

Es ermöglicht Dir eine Verbindung zu Deinem Bewusstsein und zu Deinen Visionen.

Es ermöglicht Dir eine spirituelle Verbindung zum Universum oder zum Göttlichen.

Eine Verbindung, bei der Du Dich angesprochen fühlst.

Bleibe dabei wertfrei.

Tauche nun in die Welt der Spiritualität ein.

Lenke Deine Aufmerksamkeit auf Deine Aura.

Manche bezeichnen auch die typischen Migräne-Kopfschmerzen als Aura.

Wir sprechen heute von Deinem eigenen Energiefeld.

Du kannst auch Deine eigene Ausstrahlung dazu sagen.

Es ist schwierig zu beschreiben, da wir es nicht sehen, sondern nur wahrnehmen können.

Daher fällt es uns schwer, es zu begreifen.

Vielleicht kennst Du das Gefühl, dass man manche Menschen als eigenen Schutz, nicht zu nahe an sich herankommen lässt?

Es ist ein Schutzmechanismus gegenüber sogenannten Energievampiren, die Dich Deiner Energie berauben wollen.

Tauche nun Deine Aura in ein weißes Licht und spüre nach.

Du kannst Dir diese Aura auch als Schutzglocke oder Schutzmantel vorstellen.

Möchtest Du lieber die Farbe Gold verwenden, dann mache das gerne.

Ist Dir heute nach einer anderen Farbe zumute, dann soll es so sein uns so lasse es geschehen.

Manche Dinge entwickeln sich von allein oder werden automatisch gelenkt.

Es ist so, als würde jemand unbekannterweise die Fäden ziehen.

Wie ein Marionettenspieler, der seine Puppe bewegt.

Man muss und kann nicht immer alles verstehen oder eine Antwort darauf parat haben.

Lasse nun das helle Licht über Deine Kopfkrone entlang Deiner Wirbelsäule nach unten fließen.

Am Steißbein angekommen taucht es in die Erde ein und fließt ab.

Der Kreislauf des Lichts startet aufs Neue.

Fühle diese Kraft und diese Energie, die Dich nährt.

Sage Dir innerlich dreimal das Mantra: „AUM“ oder „OM“ vor.

Spüre dem nach.

Wie fühlst Du Dich?

Sage Dir nun folgende Affirmation dreimal vor:

„Ich vertraue meinem Leben und meiner Intuition“.

Spüre dem nach.

Nimm Deine Aura oder Deinen Schutzmantel noch einmal wahr.

Hat sich bei Dir etwas verändert?

Nimm nun noch einmal Kontakt zu Deinem Kronenchakra auf.

Wandere in Gedanken zum Scheitelpunkt Deines Kopfes.

Stelle Dir ein helles Licht über Deinem Kopf vor.

Die Lichtstrahlen breiten sich bis zum Himmel aus.

Du kannst nun in Kontakt mit dem Universum oder mit dem Göttlichen treten.

Es ist Deine Kontaktaufnahme.

Wenn Dir danach ist, bete im Stillen ein Gebet.

Du kannst auch nur die Stille wahrnehmen, sie annehmen und auf Dich wirken lassen.

Wir werden tagsüber oft von vielen Reizen und Informationen überflutet.

Daher ist diese Stille sehr wertvoll für uns.

Gib daher Deinem Geist die Möglichkeit, zur Ruhe zu kommen.

Es ist gar nicht so einfach an „Nichts" zu denken.

Sobald wir oft das Wort „Nichts" hören, beginnt unser Gedankenkarussell erst recht zu kreisen.

Vermeiden wir dieses Wort und erlauben wir auch unserem Geist in die Stille einzutauchen.

Habe dazu ein wenig Geduld mit Dir.

Meditation und Spiritualität kann man erlernen und erfahren.

Vielleicht braucht Dein Gottvertrauen auch noch ein wenig Zeit und Muße.

Verabschiede Dich nun von Deinem Kronenchakra.

Nimm Deine Aura noch einmal wahr.

Vielleicht konntest Du Deine Aura spüren?

Ein sanftes, leichtes Kribbeln wahrnehmen?

Bleibe wertfrei.

Es ist ein schönes Gefühl.

Öffne langsam Deine Augen und nimm den Raum um Dich herum wahr.

Danke, dass Du Dich auf Dein Kronen Chakra eingelassen hast.

Vielleicht hast Du auch die Spiritualität neu entdeckt?

Wünsche

Finde Dich an einem ruhigen Ort ein.

Schalte alle lauten oder störenden Geräte aus.

Dadurch vermeidest Du eine Ablenkung durch äußere Reize.

Möchtest Du während der Meditation Musik hören?

Dann suche Dir dazu beruhigende, sanfte Klänge oder Naturgeräusche aus.

Sie können Dich bei Deiner Konzentration unterstützen.

Lege Dich bequem auf den Rücken oder setze Dich aufrecht hin.

Schließe Deine Augen, um virtuelle Reize zu vermeiden.

Spüre in Deinen Körper hinein.

Nimm vorhandene Spannung wahr, bejahe sie und lasse sie einfach los.

Konzentriere Dich auf die Bereiche, wo Du Spannung, Druck oder das Gefühl von Enge verspürst.

Nimm diese negativen Empfindungen und Gefühle an und bejahe sie.

Mit dieser Erkenntnis kannst Du sie auflösen und auch lernen sie loszulassen.

Nimm mit Deiner Einatmung neue Energie auf und lasse mit Deiner Ausatmung los.

Verweile hier für einen Moment.

Ich hole Dich dann wieder zurück.

PAUSE.

Wie fühlst Du Dich nach Deinem Körperscan?

Ich hoffe gut.

Konntest Du Deinen Geist ein wenig zur Ruhe bringen?

Dann können wir mit ein paar Gedanken zum Thema „Wünsche an das Universum“ beginnen.

Wolltest Du schon einmal Wünsche an das Universum stellen und schicken?

Ich denke schon.

Vielleicht hast Du dazu schon entsprechende Bücher gelesen.

Wurden Dir Deine Wünsche erfüllt?

Schenken wir den Wünschen an das Universum ein wenig unsere Aufmerksamkeit.

Das Universum ist grenzenlos und wie man es auch wenden oder betrachten will, geht es um das Thema Energie.

Bevor Du Wünsche äußerst, beginne erst einmal darüber nachzudenken, für was Du im Leben alles dankbar bist.

Fühle und spüre in diese Dankbarkeit hinein.

Stelle Dir dabei vor, dass dies ein erfüllter Wunsch von Dir war.

Sprich diese Dankbarkeit in Gedanken einmal aus.

Du freust Dich auch, wenn sich jemand bei Dir für etwas bedankt.

Wie geht es Dir dann in dem Moment?

Ich denke und hoffe gut.

Es ist ein schönes Gefühl, wenn ein Wunsch in Erfüllung gegangen ist.

Mit diesem Gefühl der Dankbarkeit und einer positiven Energie in Dir, sprich nun klar und deutlich Deinen Wunsch an das Universum aus.

Klar und deutlich, damit der Wunsch präzise und klar verständlich ist und so im Universum richtig ankommt.

Wenn Du ihn gesendet hast, verweile hier für einen Moment.

Spüre dankbar und positiv in Deine Energie hinein.

Überlasse nun dem Universum seine Arbeit.

Es wird Dich mit Deinem Wunsch versorgen, wenn er richtig angekommen ist.

Vertraue dem Universum.

Sei offen für neue Dinge und vielleicht entwickelt sich auch manches etwas anders, als Du es Dir vorgestellt hast.

Vielleicht erfüllt sich Dein Wunsch auf Umwegen.

Das Universum antwortet nur auf die Energie, die Du aussendest.

Wenn Du Zweifel in Deinen Wunsch hineinlegst, sprich, wenn Du eine zweifelnde Energie aussäst, wirst Du auch Not und Zweifel magisch anziehen und damit auch ernten.

Wenn Du Dir so larifari etwas wünschst, kann am Ende etwas ganz anderes herauskommen, als Du wolltest.

Es wurde ja nicht klar und deutlich formuliert.

Die Wunscherfüllung kann dann so oder so sein.

Je nachdem, für was sich das Universum entscheidet.

Wenn Du einen Wunsch ängstlich äußerst, wird die Angst zurückkehren.

Gleiches wird Gleiches anziehen.

Angst wird mit Angst beantwortet werden.

Zweifel werden mit Zweifel beantwortet werden.

Überprüfe nun Deinen Energiehaushalt.

Du bist entspannt und Dein Atem geht gleichmäßig.

Du bist dem Universum für Dein Leben dankbar.

Du vertraust dem Universum.

Visualisiere Dir Bilder.

Stelle Dir vor, wie Dein Wunsch beim Universum ankommt.

Gib dem Universum Zeit, Deinen Wunsch umzusetzen.

Dies sind nur ein paar Gedanken zu dem Thema „Wünsche“ an das Universum.

Möchtest Du mehr davon wissen, dann lies dazu in der Fachliteratur nach.

Im Endeffekt geht es um eine klare Ansage.

Brauchen wir die nicht auch im Leben?

Es gibt ja auch Gebrauchsanweisungen, die uns Schritt für Schritt erklären, was wir zu tun haben.

Wie geht es Dir dabei, wenn Du die Auswahl hast, etwas so oder so zu machen?

Strukturen vereinfachen unser Leben.

Verabschiede Dich nun vom Universum und komme wieder im Hier und Jetzt an.

Öffne langsam wieder Deine Augen.

Richte Deinen Blick nach oben.

Bedanke Dich noch einmal beim Universum.

Lerne dem Universum zu vertrauen.

Was auch immer Du Dir darunter vorstellen magst.

Bringe wieder eine angenehme und sanfte Bewegung in Deinen Körper hinein.

Ich wünsche Dir, dass Dein Wunsch in Erfüllung gehen mag.

Empathie

Komme auf Deinem Meditationsplatz oder Deinem Entspannungsplatz an.

Mache es Dir so bequem wie möglich.

Nichts sollte Dich einengen können oder stören.

Mit jedem Atemzug kommst Du immer mehr bei Dir an und fühlst Dich wohler.

Die Anspannungen in Deinem Körper lassen mit jedem Atemzug immer mehr nach.

Dein Geist findet mit jedem Atemzug immer mehr zur Ruhe.

Die Gedanken ziehen vorbei wie die Wolken am Himmel.

Du nimmst sie wahr und lässt sie wieder weiterziehen.

Sie zu betrachten beginnst Du erst wieder nach der Entspannung.

Dein Atem fließt ruhig und gleichmäßig.

Zeit für Dich und Zeit für Deinen Körper.

Lasse uns ein paar Gedanken über das Wort „Empathie" machen.

Was bedeutet es?

Empathie ist eine Fähigkeit, sich in andere Menschen hineinzuversetzen.

Es ist die Fähigkeit, die Gefühle anderer Menschen zu verstehen und gut damit umzugehen.

Es ist die Fähigkeit, Handlungen anderer Menschen zu verstehen und sie wertfrei anzunehmen.

Das Gegenteil von Empathie ist Ekpathie.

Es gibt vier Sternzeichen, die besonders empathisch und fürsorglich sind.

Dazu gehört das Sternzeichen des Krebses, des Löwen, des Skorpions und das der Fische.

Gehörst Du da vielleicht dazu?

Empathie wirkt sich auch positiv auf das Arbeitsleben aus.

Man kann besser mit Stresssituationen umgehen und sich leichter in die Lage der Kollegen, der Vorgesetzten, der Konkurrenten oder der Kunden hineinversetzen.

Fehlt Dir Empathie, kommst Du bei anderen als gefühlskalt oder egoistisch rüber.

Wie geht es Dir, wenn ein Freund oder eine Freundin traurig ist?

Entwickelst Du Mitgefühl und versuchst Dich in dessen Lage hineinzuversetzen?

Oder blockst Du ab, da Du jetzt nicht runtergezogen werden möchtest?

Spüre dem kurz nach.

Interessiert Dich, was in der Welt geschieht?

Hast Du das Bedürfnis zu helfen?

Oder denkst Du, ich kann sowieso nichts daran ändern.

Wenn Dir die Fähigkeit der Empathie fehlt, steht Dein eigenes Wohl immer an erster Stelle.

Du gehst mit den Gefühlen anderer gleichgültig um.

Drehen wir den Spieß einmal um.

Gehen wir einmal davon aus, Dir geht es schlecht und Du wirst von Deinem Umfeld völlig ignoriert.

Keiner beachtet Dich.

Alle drehen sich von Dir weg.

Wenn Du um Hilfe bittest, erhältst Du eine klare Abfuhr.

Wie würde es Dir dann gehen?

Wie würdest Du Dich dann fühlen?

Spüre dem nach.

Empathie ist so wichtig.

Vielleicht hast Du am eigenen Leib erlebt, wie sich manche Menschen in der Pandemie verändert haben?

Vielleicht hast auch Du selbst Dich verändert?

Denken wir einmal gemeinsam darüber nach und wenden wir das Blatt wieder zum Positiven.

Ein Versuch ist es auf alle Fälle wert.

Beginnen wir gemeinsam, die Empathie wieder stärker werden, und aufkeimen zu lassen.

Gemeinsam schaffen wir es.

Danke, dass Du Begleiter meiner Gedanken warst.

Mit diesem neuen Lebensauftrag bringe wieder Bewegung in Deinen Körper und öffne Deine Augen.

Ich kann es an Deinen Augen sehen, der Funke der Empathie ist übergesprungen.

Herzlichen Dank.

Meditation Kreis

Komme in einer für Dich entspannten Position an.

Schließe Deine Augen und mache Dich für eine kleine Meditation bereit.

Du kannst diese Meditation im Sitzen oder im Liegen durchführen.

Du kannst Dich dabei anlehnen oder etwas unterlagern.

Du kannst Deine Augen schließen oder Deinen Blick sanft senken.

Wenn es Dir guttut, kannst Du mit Deinem Daumen und Deinem Zeigefinger das Chin-Mudra formen.

Es hilft Dir, zu Ruhe zu kommen und Dich besser zu konzentrieren.

Gleichzeitig formst Du damit einen Kreis.

Ich würde mich freuen, wenn wir gemeinsam die Form eines Kreises in Gedanken erleben.

Lass uns beginnen.

Der Kreis ist ein Symbol für die Einheit, für das Absolute, für das Vollkommene und damit auch für das Göttliche.

So wie das Quadrat für die Erde steht, steht der Kreis für den Himmel und das All-Eine.

Er ist ein Zeichen für Unendlichkeit, da er keinen Anfang und kein Ende hat.

Damit vermittelt er auch weniger Spannung.

Der Kreis gilt in der Magie als Schutz vor dem Bösen, ein sogenannter Schutzkreis.

Viele Amulette haben die Form eines Kreises.

Amulette sollen das Unheil von uns abwenden und uns Glück bringen.

Man trägt sie an einer Kette auf der Haut oder legt sie unter das Kopfkissen.

Der Kreis symbolisiert auch das Ewige, die Zeitlosigkeit und die Raumlosigkeit.

Der Kreis vermittelt Ruhe und Harmonie und steht im Buddhismus für die Erleuchtung.

Stelle Dir nun vor, Du stehst in einem Kreis.

Wie fühlst Du Dich dabei?

Fühlst Du Dich geschützt und beschützt?

Diesen Kreis darf kein anderer berühren oder ihn durchbrechen.

Man könnte auch Grenze dazu sagen.

Wenn unsere Gedanken und unser Geist keine Ruhe finden sagen wir auch oft gerne: „Die Gedanken kreisen".

Vielleicht entsteht gerade bei Dir das Bild eines Hamsters?

Er läuft und läuft in seinem Laufrad.

Wenn die Gedanken hin und her kreisen, kommen wir oft zu keinem Ende und zu keiner Lösung.

Manchmal passiert das in der Nacht und raubt uns damit den Schlaf, den wir zur Erholung und Regeneration brauchen.

Wenn wir mit unseren Gedanken festgefahren sind, brauchen wir ein wenig Hilfe.

Betrachte alles einmal aus einer anderen Perspektive.

Dies kann aus der Vogelperspektive sein oder Du gehst einfach einmal einen Schritt zur Seite.

Vielleicht hilft es Dir auch, Dich einmal über Deine rechte Schulter im Kreis zu drehen und schon sieht die Welt ganz anders aus.

Ein Blatt Papier und ein Stift können auch sehr hilfreich sein.

Schreibe das Pro und Contra eines Problems auf und stelle beides gegenüber.

Wie hält sich dazu die Waage?

Du kannst auch gerne einmal ein paar Atemübungen oder Entspannungstechniken ausprobieren.

Hab dabei Geduld.

Es dauert seine Zeit, bis der Geist lernt: „Ich darf eine kleine Pause machen".

Ein Kreis ist etwas ganz Besonderes.

Ein Ring ist ein Zeichen der Liebe.

Wir gehören zusammen und nichts vermag uns zu trennen.

Welche Bilder entstehen vor Deinem geistigen Auge, wenn Du an einen Kreis denkst?

Verweile hier für einen Moment.

Ich hole Dich dann wieder zurück.

PAUSE

Verabschiede Dich von Deinem Kreis und komme wieder im Jetzt und Hier an.

Bringe eine wohltuende Bewegung in Deinen Körper und lasse Dir die Zeit, die Du brauchst, um wieder zum Sitzen zurückzukommen.

Ich wünsche Dir, dass wenn Deine Gedanken wieder zu kreisen beginnen, Du immer wieder einen Ausweg findest.

Vergleiche es mit dem Bild eines Kreisverkehrs.

Irgendwann findest Du die richtige Ausfahrt.

Exkurs „Quadratische Atmung"

Die Atemübung „Quadratische Atmung" hilft zur Ruhe zu kommen.

Atme dabei auf vier Zählzeiten ein, halte Deinen Atem auf vier Zählzeiten an. Atme wieder auf vier Zählzeiten aus und halte wieder den Atem für vier Zählzeiten an.

Ist Dir die gleichmäßige Atmung auf vier zu intensiv, verwende die Zahl drei oder zwei.

Möchtest Du längere Atemzeiten, dann erhöhe die Zählzeit.

Dabei soll es Dir gut und immer besser gehen.

Selbstliebe

Lasse alle Gedanken an Dir vorüberziehen, wie die Wolken am Himmel.

Lasse alle Geräusche an Dir vorüberziehen, wie die Wolken am Himmel.

Es fühlt sich gut an, diesen Moment zu erleben und spüren zu dürfen.

Dein Körper und Dein Geist haben gerade die Erlaubnis für eine kleine Pause bekommen.

Diese Auszeit tut Dir und Deinem Körper gut.

Du gehst so, achtsam mit Dir um.

Dein Geist bekommt die Möglichkeit zu regenerieren.

Dein Atem geschieht ohne Dein Zutun.

Räkle Dich in Deinen Körper hinein.

Entsteht der Impuls Länge in Deinen Körper zu bringen?

Dann gib diesem gerne nach.

Gib Deinen Armen und Händen den Raum, den sie benötigen und lege sie dann in einer entspannten Position ab.

Vielleicht entsteht unter Deinen Achselhöhlen ein kleiner Luftraum?

Dann entsteht ein klein wenig das Gefühl der Weite in Deinem Brustkorb.

Schmelze nun sanft in Deine Matte hinein.

Nimm einen langen tiefen Atemzug.

Die Intensität und Länge dieses Atemzuges liegen ganz bei Dir.

Wenn Du möchtest, atme mit einem tiefen Seufzer der Erleichterung wieder aus.

Fühle, wie Du dabei immer mehr in die Entspannung eintauchst.

Lege nun gerne Deine Hände auf Deinen Bauch und schicke Deinen Atem in Deinen Bauchraum hinein.

Spüre das sanfte Heben und Senken Deines Bauches.

Nimm wahr, wie sich Dein Bauchraum mit Luft füllt und diese Luft wieder aus Deinem Körper ausströmt.

Gleich, wie das Aufblasen eines Luftballons und das Herausströmen der Luft aus einem Luftballon.

Nimm Deinen Bauch bewusst wahr.

Dein Bauch gehört zu Dir.

In Deinem Bauch befinden sich viele lebenswichtige Organe.

In Deinem Bauch befindet sich Dein Bauchgefühl, auch Deine Intuition genannt.

Der Bauch wird auch als „zweites Gehirn“ bezeichnet.

Der Bauch ist ein wichtiger Bestandteil von Dir.

Mach Dir keine Gedanken darüber, ob er dick oder dünn ist.

Lerne, Dich so anzunehmen wie Du bist und so ist es gut.

Sei dankbar dafür.

Die Energie des friedvollen Atems bleibt bei Dir und begleitet Dich auf Lebenszeit.

Nimm nun Kontakt zu Deinem Körper und zu Deinen Gefühlen auf.

Wie nimmst Du Deinen Körper wahr?

Welches Stimmungsgefühl herrscht in Deinem Körper?

Vielleicht Anspannung und Hektik?

Vielleicht Liebe und Wärme?

Vielleicht eine Unzufriedenheit über Dein Aussehen?

Dann löse Dich davon und komme in der Ruhe an.

Welche Empfindungen nimmst Du wahr und was spiegelt Dein Körper wider?

Werde nun Betrachter Deines Körpers und bleibe dabei wertfrei.

Lasse negative Gedanken los uns schicke sie gemeinsam mit den Wolken am Himmel auf die Reise.

Gib der Sonne die Möglichkeit, durch die Wolken hin durchzuscheinen und Licht in Deinen Körper hineinzubringen.

Öffne Deinen Horizont für Neues.

Spüre in Deinen Körper hinein und trete in ein Zwiegespräch mit ihm.

Wirf ein Augenmerk auf Deine Füße.

Spüre in all Deine Zehen hinein.

Wie sehen Deine Zehen aus?

Sind sie groß, dick, dünn, lang oder kurz?

Hast Du große oder kleine Füße?

Was erzählen sie Dir?

Schenke ihnen Deine uneingeschränkte Aufmerksamkeit und lasse alle Anspannungen in Deinen Füßen und Zehen los.

Lerne, Dich so anzunehmen wie Du bist und so ist es gut.

Sei dankbar dafür.

Wirf ein Augenmerk auf Deine Beine.

Liegen sie sanft nach innen- oder nach außenrotiert auf Deiner Unterlage auf?

Was erzählen sie Dir?

Hast Du lange oder kurze Beine?

Hast Du dicke oder dünne Beine?

Schenke ihnen Deine uneingeschränkte Aufmerksamkeit und lasse alle Anspannungen in Deinen Beinen los.

Stelle Dir Deine Beine als zwei Ströme vor.

Lasse alle Anspannung in die Mutter Erde strömend abfließen.

Lerne, Dich so anzunehmen wie Du bist und so ist es gut.

Sei dankbar dafür.

Wirf ein Augenmerk auf Dein Gesäß und Deine Hüften.

Wie liegt Dein Gesäß auf dem Boden auf?

Spüre in Deine Hüften hinein.

Nimm auch Dein Becken wahr.

Was spricht Dein Gesäß zu Dir?

Empfindest Du es als zu groß oder zu flach?

Wie beweglich sind Deine Hüften?

Wie geht es Deinem Becken?

Schenke ihnen Deine uneingeschränkte Aufmerksamkeit und lasse alle Anspannungen in Deinem Gesäß, in Deinen Hüften und in Deinem Becken los.

Lerne, Dich so anzunehmen wie Du bist und so ist es gut.

Sei dankbar dafür.

Wirf ein Augenmerk auf Deine Wirbelsäule und auf Deinen Rücken.

Wie liegt Deine Wirbelsäule auf dem Boden auf?

Wie fühlt sich Dein Rücken an?

Spüre in die Fragmente Deiner Wirbelsäule hinein.

Spüre in Dein Steißbein, in Dein Kreuzbein und in Deine Wirbelgelenke hinein.

Nimm dabei die Wölbungen Deiner Lendenwirbelsäule, Deiner Brustwirbelsäule und Deiner Halswirbelsäule wahr.

Bedanke Dich bei Deinen Bandscheiben, die wie Stoßdämpfer in Deinem Rücken tätig sind und ihn dadurch schützen.

Was spricht Dein Rücken zu Dir?

Schenke beiden Deine uneingeschränkte Aufmerksamkeit und lasse alle Anspannungen in Deiner Wirbelsäule und in Deinem Rücken los.

Lerne, Dich so anzunehmen wie Du bist und so ist es gut.

Sei dankbar dafür.

Wirf ein Augenmerk in Dein Gesicht.

In unserem Gesicht spiegeln sich all unsere Empfindungen wider.

Wir bezeichnen es als Mimik.

Spüre in Dein Gesicht hinein.

Was erzählt Dir Dein Gesicht?

Findest Du Dich schön?

Wenn nicht, was gefällt Dir nicht daran?

Stören Dich Deine Augen, Deine Nase, Dein Mund, Deine Ohren oder Deine Haare?

Hättest Du davon lieber etwas anders?

Lächelst Du oder schaust Du ernst?

Schenke ihm Deine uneingeschränkte Aufmerksamkeit und lasse alle Anspannungen in Deinem Gesicht los.

Lerne, Dich so anzunehmen wie Du bist und so ist es gut.

Sei dankbar dafür.

Wirf ein Augenmerk auf Deine Arme und Hände.

Liegen sie sanft auf der Unterlage auf?

Was erzählen sie Dir?

Hast Du lange oder kurze Arme?

Dicke oder dünne Arme?

Lange oder kurze Finger?

Dicke oder dünne Finger?

Kleine oder große Hände?

Schenke ihnen Deine uneingeschränkte Aufmerksamkeit und lasse alle Anspannungen in Deinen Armen, Händen und Fingern los.

Lerne, Dich so anzunehmen wie Du bist und so ist es gut.

Sei dankbar dafür.

Lasse Deine Gesichtszüge ganz weich werden.

Wirf ein Augenmerk auf Deine Schultern.

Wie liegen Deine Schultern auf der Unterlage auf?

Spüre in Deine Schultern und in Deine Schultergelenke hinein.

Was sprechen Deine Schultern zu Dir?

Sind sie spitz?

Sind sie breit oder schmal?

Sind sie hochgezogen?

Schenke ihnen Deine uneingeschränkte Aufmerksamkeit und lasse alle Anspannungen in Deinen Schultern los.

Lasse Deine Schultern weit weg von Deinen Ohren sinken.

Lerne, Dich so anzunehmen wie Du bist und so ist es gut.

Sei dankbar dafür.

Wirf ein Augenmerk auf Deinen Kopf.

Wie liegen Dein Hinterkopf und somit Deine Kopfhaut auf dem Boden auf?

Was erzählt Dir Dein Kopf?

Gedanken spielen sich oft im Kopf ab.

Findest Du Deinen Kopf zu groß oder zu klein?

Findest Du ihn zu breit oder zu schmal?

Schenke ihm Deine uneingeschränkte Aufmerksamkeit und lasse alle Anspannung im Kopf los.

Entspanne Deine Kopfhaut.

Lerne, Dich so anzunehmen wie Du bist und so ist es gut.

Sei dankbar dafür.

Wirf ein Augenmerk auf Dein Herz.

Dort entstehen Gefühle und der Herzschlag unseres Lebens.

Spüre in Dein Herz hinein.

Was erzählt Dir Dein Herz?

Schlägt es regelmäßig?

Ist es vielleicht zu groß?

Ist es vielleicht krank?

Schenke ihm Deine uneingeschränkte Aufmerksamkeit und öffne Dein Herz.

Lass die Liebe zu Dir selbst und zu anderen frei fließen.

Lasse alle Anspannungen in Deinem Herzen los.

Lerne, Dich so anzunehmen wie Du bist und so ist es gut.

Sei dankbar dafür.

Wirf ein Augenmerk auf Deinen ganzen Körper.

Spüre in Deinen Körper hinein.

Was spricht Dein Körper zu Dir?

Ich bin zu groß oder zu klein?

Ich bin zu dick oder zu dünn?

Ich bin nicht hübsch.

Ich habe Schmerzen.

Schenke ihm Deine uneingeschränkte Aufmerksamkeit und lasse alle Anspannungen in Deinem Körper los.

Lerne, Dich so anzunehmen wie Du bist und so ist es gut.

Sei dankbar dafür.

Entspanne Deinen ganzen Körper.

Liebe und akzeptiere Dich so wie Du bist und so ist es gut.

Die inneren Werte machen Dich aus.

Die inneren Werte zählen und nur sie sind von Bedeutung.

Das Universum wird schon wissen was es tut und warum.

Du bist so bist, wie Du bist.

Stelle Dir einmal vor, alle Menschen wären gleich?

Ob das gut wäre?

Lerne, Dich so anzunehmen wie Du bist und so ist es gut.

Du bist einzigartig, genauso wie Du bist.

Sei dankbar dafür.

Lerne Dich selbst zu lieben und Dich so anzunehmen, wie Du bist.

Du wirst sehen, Dein Leben wird sich dadurch verändern.

Schön, dass es Dich gibt.

Danke, dass ich Dich ein Stück Deines Lebensweges begleiten durfte.

Du fühlst Dich ruhig, gelöst und entspannt.

Du bist ruhig, gelöst und entspannt.

Verweile hier für einen Moment und spüre dem nach.

Lege gerne noch einmal Deine Hände auf Deine Intuition.

Räkle Deinen Körper und lasse Deinen friedvollen Atem an Intensität gewinnen.

Fühle Dich wach und lebendig.

Öffne wieder Deine Augen, wenn dies nicht schon längst geschehen ist.

Ich hoffe, Du konntest die Erkundung Deines Körpers genießen.

Ich würde mich freuen, wenn etwas Ruhe in Deinem Körper eingekehrt ist.

Vielleicht hast Du auch die Liebe zu Dir selbst wieder gefunden?

Vielleicht kannst Du Dich jetzt so annehmen, wie Du bist.

Es hat alles seinen Sinn.

Ob wir ihn immer verstehen, ist eine ganz andere Frage.

Verweile hier noch für einen Moment.

Wenn Du so weit bist, bewege Dich wieder und öffne Deine Augen.

Nimm Dich nun als Mensch wahr, genau der, der Du bist.

Sei dankbar dafür.

Schwingungen und der Anker des Lebens

Komme auf Deine Art und Weise in einer sitzenden Position an.

Bei Bedarf lege Dir gerne eine Decke oder ein Meditationskissen unter Dein Gesäß.

Zur Unterstützung kannst Du gerne Deinen Rücken an eine Wand anlehnen.

Hast Du Dir einen Stuhl ausgesucht, kannst Du Deinen Rücken an seine Lehne anlehnen.

Wirf nun einen Blick nach innen.

Schließe dazu Deine Augen, um ganz bei Dir sein zu können.

Visuelle Bilder können so leichter vor Deinem geistigen Auge entstehen.

Lausche in Deinen Körper hinein und höre Deiner eigenen Atemmelodie zu.

Nimm dabei die sanften Schwingungen des Atems wahr.

Es entsteht eine eigene, leise Musik.

Diese sanften Schwingungen übertragen sich auch auf Deinen Körper.

Vielleicht nimmst Du sie wie eine sanfte Wellenbewegung wahr?

Der Atem ist der Anker des Lebens.

Täglich versorgt er Dich mit rund 20.000 Atemzügen mit neuer Energie.

Mal ist der Atemrhythmus sanft und leise.

Ein anderes Mal ist er kräftig und intensiv.

Atemübungen können Dir helfen zur Ruhe zu kommen.

Sie können bei Krankheiten unterstützend helfen.

Sie können das Gefühl der Enge im Körper vertreiben.

Sie können Weite entstehen lassen.

Sie können Dich davor bewahren, Dich klein zu machen.

Es gibt keinen Grund dafür, dass Du Dich verstecken und kleiner machen musst, als Du bist.

Sie können Dir dabei helfen, Dich aufzurichten.

Atemübungen können Deine Lungenfunktion verbessern.

Gib Dir dabei etwas Zeit und sei geduldig.

Wirf nun den Anker des Lebens aus.

Stelle Dir dazu gerne das Bild eines Ankers vor.

Wenn Du möchtest, lege Deine Hände gerne entspannt auf Deinen Oberschenkeln ab.

Lasse die Handinnenseite in Richtung Decke wandern und sei bereit für die Energieaufnahme.

Wenn es Dir für Deine Konzentration hilft, kannst Du gerne das Chin-Mudra mit Deinen Fingern formen.

Dabei berühren sich Daumen und Zeigefinger und formen einen Kreis.

Die anderen drei Finger sind ausgestreckt.

Bringe nun Länge in Deine Wirbelsäule.

Lenke Deinen Atem in die Rippen Deines linken Brustkorbes.

Spüre, nimm wahr und bewerte nicht.

Lenke Deinen Atem in die Rippen Deines rechten Brustkorbes.

Spüre, nimm wahr und bewerte nicht.

Vielleicht merkst Du einen Unterschied.

Vielleicht gibt es eine innere Instanz in Deinem Körper, die für einen Unterschied sorgt?

Nimm einfach nur wahr.

Lenke Deinen Atem in Deinen Bauch.

Spüre, wie sich Deine Bauchdecke mit der Einatmung nach außen wölbt.

Spüre, wie sich Deine Bauchdecke mit der Ausatmung wieder senkt.

Du kannst Dir dabei gerne einen Luftballon in Deiner Lieblingsfarbe vorstellen.

Wenn Du Luft in ihn hineinbläst, dehnt er sich aus.

Wenn Du die Luft herausströmen lässt, zieht er sich wieder zusammen.

Tätige die Intensität der Atemzüge in der Weise, in der Du Dich wohlfühlst.

Lenke Deinen Atem in Deine Ohren.

Höre Deinen Atem.

Gib Deinen Ohren mehr Raum und schätze diesen Raum des Bewusstseins.

Wie hört sich Dein Atem an?

Wie ein sanftes Rauschen?

Vielleicht gefällt Dir das Bild der Wellenbewegung am Meer dazu?

Das Rauschen des Meeres mit seinen Schwingungen in Form der Wellenbewegung.

Du bist mit der Erde verbunden.

Vielleicht nimmst Du auch die sanften Schwingungen der Erde wahr?

Die Schwingungen in Form eines „Getragenwerdens".

Die Schwingung als Gefühl, als ob Du eine Hängebrücke überquerst oder auf einem Schiff bist und einen leichten Seegang wahrnimmst.

Schwingungen sind auch in der Luft.

Manchmal kann man sie wahrnehmen.

Manchmal kann man diese Energie des Universums wahrnehmen.

Es scheint zum Greifen nahe.

Dann gib Dich dieser Vorstellung hin und verweile hier für einen Moment.

Lasse Deine Bilder der Schwingung und des Atems entstehen.

Ich hole Dich dann wieder zurück.

PAUSE.

Lenke Deinen Atem in Deinen Geist.

Unser Geist ist vergleichbar mit einem kleinen Kind.

Immerzu neugierig und ständig in Bewegung.

Immer auf der Suche und Entdeckung nach etwas Neuem.

Es gibt viele Fragen, woher bekomme ich die Antwort dazu?

Auch unser Geist braucht ab und zu eine kleine Pause.

Er wird von Informationen überflutet.

Einige von Ihnen kann er lang abspeichern und andere löscht er nach kurzer Zeit.

Ich lade Dich nun zu einer kleinen Atemübung ein, die beruhigend für Körper und Geist ist.

Sie hilft Dir leichter zu entspannen.

Du kennst sie bestimmt.

Lege entspannt Deine Hände auf Deinen Bauch.

Nimm die Wärme Deiner Hände wahr.

Lenke Deine Atemzüge nun in Deinen Bauch und spüre, wie er sich hebt und senkt.

Über dem Bauchnabel ist der Solarplexus.

Er gehört zum vegetativen Nervensystem und hilft uns zur Entspannung zu kommen.

Durch eine tiefe Atmung in den Bauch können wir ihn sanft aktivieren.

Versuche durch die Nase einzuatmen und durch den Mund wieder auszuatmen.

Dabei sollte Dein Ausatem länger sein als Dein Einatem.

Wiederhole dies für ein paar Atemzüge.

Dir soll es dabei immer gut gehen und Du sollst Dich wohlfühlen.

Verweile hier für ein paar Atemzüge.

Alternativ kannst Du die Hände auf Deine Rippenbögen legen und mit Deiner Atmung das Weiten und das Schließen der Rippenbögen spüren.

Dadurch lernen Deine Rippenbögen wieder etwas zu schwingen.

Entscheide, was Du heute brauchst.

Dabei kannst Du gerne die Augen geschlossen lassen.

PAUSE

Lasse Deinen Atem wieder auf natürliche Weise geschehen und spüre nach.

Wie fühlst Du Dich?

Öffne Deine Augen und nimm Deinen Körper wahr.

Dein Geist ist ruhig und klar.

Konntest Du die sanften Schwingungen wahrnehmen?

Dann fällt es Dir jetzt bestimmt leicht, beschwingt wieder zum Sitzen und anschließend zum Stehen zu kommen.

Reise in das Weltall

Mache es Dir ganz bequem und lege Dich so hin, dass es Dir gut und immer besser geht.

Lasse Deine Beine locker auseinanderfallen oder wenn Du sie aufgestellt hast, locker zueinander fallen.

Du kannst Dir auch gerne etwas unter Deine Knie oder unter Deinen Kopf legen.

Rolle Deinen Kopf sanft von rechts nach links und pendle ihn anschließend wieder mittig ein.

Ziehe Dein Kinn sanft in Richtung Brustbein.

Bringe so mehr Länge in Deinen Nacken hinein.

Du kannst Dir auch gerne vorstellen, dass Du zwischen Kinn und Brustbein einen Tennisball eingeklemmt hast.

Gehe mit allem achtsam um.

Es soll Dir immer gut gehen.

Entsteht ein Unwohlsein, dann breche bitte rechtzeitig ab.

Lege nun Deine Hände auf Deinen Bauch.

Spüre die wohltuende Wärme Deiner Hände auf Deinem Bauch.

Spüre mit jedem Atemzug das Heben und das Senken Deiner Bauchdecke.

Der Bauch ist ein fester Bestandteil Deines Körpers.

Dort findest Du auch Deine inneren Organe wieder, die für Dich lebenswichtig sind.

Der Bauch hat auch noch eine zweite Aufgabe.

Er hat als Beinamen die Bezeichnung: „Zweites Gehirn".

Du kannst auch Intuition oder Bauchgefühl dazu sagen.

Hast Du Dein Bauchgefühl schon mal gesehen?

Ich glaube kaum, aber bestimmt wahrgenommen.

Manchmal spricht die Intuition zu uns und warnt uns vor etwas.

Wenn wir darauf hören, können wir ein Unglück abwenden.

Unser Verstand hat es schwer, damit umzugehen und es zu begreifen.

Vielleicht fällt es Dir auch leichter, Dir einen Schutzengel an Deiner Seite vorzustellen?

Uns Menschen fällt es schwer etwas zu akzeptieren, was nicht greifbar und auch nicht sichtbar ist.

Wofür es keine Fakten und Belege gibt.

So geht es uns auch mit der endlosen Weite des Universums.

Lenke Deine Aufmerksamkeit auf Deine Atmung.

Beim Einatmen wölbt sich die Bauchdecke nach außen.

Der Solarplexus, der für unsere Entspannung zuständig ist, bekommt einen kleinen Stupser.

Beim Ausatmen senkt sich die Bauchdecke wieder nach innen und der Bauch wird wieder flach.

Mit jedem Atemzug fühlst Du Dich ruhiger, gelöster und entspannter.

Dein Körper und Dein Geist dürfen zur Ruhe kommen.

Wenn es nicht schon längst geschehen ist, schließe Deine Augen.

Ich lade Dich auf eine virtuelle Reise ein.

Vielleicht entsteht dabei ein leichtes Bauchkribbeln?

Lass Dich überraschen.

Wohin geht unsere Reise?

In eine andere Stadt?

In ein anderes Land?

Auf einen anderen Kontinent?

Nein, es geht viel weiter.

Wir fliegen gemeinsam in das Weltall.

Hoch hinauf in das Universum.

Endlose Weiten und ein unerforschtes Terrain liegen vor uns.

Die Rakete steht schon für uns bereit.

Du schlüpfst in einen Raumanzug hinein und setzt einen Helm auf.

Du nimmst Deinen Platz ein und schnallst Dich an.

Du bist schon ganz aufgeregt.

Vielleicht nimmst Du jetzt ein wenig das Bauchkribbeln wahr, von dem ich vorhin gesprochen habe.

Die Rakete wurde überprüft und die Startgenehmigung ist erteilt.

Die Tür der Rakete schließt sich.

Der Countdown läuft.

Vielleicht magst Du in Gedanken mitzählen:

„10, 9, 8 ,7, 6 ,5……..1“

Es geht los.

Deine Reise in das Weltall beginnt.

Du öffnest Deine Augen und blickst aus dem kleinen, runden Fenster neben Dir.

Die Erde wird immer kleiner und kleiner.

Es sieht so friedlich aus.

Du kannst die Wasseroberfläche der Erde entdecken und die Landflächen.

Vielleicht entdeckst Du auch ein paar Wolken über der Erde.

Ein schönes Bild.

Du verstehst jetzt, warum der Beiname der Erde der „blaue Planet“ ist.

Lasse dieses Bild vor Deinem geistigen Auge entstehen und spüre dem nach.

PAUSE.

Du blickst Dich um.

Endlose Weite und Dunkelheit.

Eine Dunkelheit, die aber irgendwie keine Dunkelheit ist.

Du kannst es Dir gar nicht erklären.

Du entdeckst andere Planeten.

Wie sie wohl heißen?

Sterne werden von der Sonne angestrahlt.

Die Sonne hat so viel Kraft und Energie.

Sie kann ihre Farbe verändern.

Das Universum ist reich an Schätzen.

Im Universum gibt es viele Dinge, die wir einfach nicht verstehen können.

Unser Geist bekommt auf manche Fragen keine Antwort.

Wir denken oft viel zu rational.

Nimm dieses Wunder Universum nun einfach an und genieße den Moment.

Du bist ein winzig kleiner Teil des Universums.

Doch Dein Platz in diesem großen Puzzle ist wichtig und Dir vorherbestimmt.

Nur so kann das Bild stimmig, sinnvoll und als Ganzes sein.

Auch, wenn wir es nicht begreifen können.

Wie fühlst Du Dich?

PAUSE.

Stelle Dir nun einen Planeten in Deiner Fantasie vor.

Vielleicht hast Du auch gerade einen Planeten im Universum entdeckt?

Wäre Dein Planet bewohnbar?

Gäbe es Wasser auf ihm?

Wie würden die Flora und die Fauna auf dem Planeten aussehen?

Wie sähe die Oberfläche Deines Planeten aus?

Bergig oder flach?

Wäre es warm oder kalt auf Deinem Planeten?

Wer würde alles auf Deinem Planeten leben?

Würde es Frieden auf Deinem Planeten geben?

Gäbe es Liebe auf Deinem Planeten?

Gäbe es Empathie auf Deinem Planeten?

Verweile hier für einen Moment.

Ich hole Dich dann wieder zurück.

PAUSE.

Es gibt so viel zu sehen und zu begreifen.

Lerne das Leben anzunehmen, was immer es für Dich bereithält.

Sei dankbar dafür.

Verabschiede Dich von Deinem Planeten.

Es ist Zeit, zur Erde zurückzufliegen.

Die Erde unter Dir nimmt mit jedem Kilometer an Größe zu.

Nach einer sanften Landung bist Du wieder zu Hause.

Du atmest einmal tief durch.

Die Tür der Rakete öffnet sich und Du steigst aus.

Du nimmst den Helm ab und ziehst den Raumanzug wieder aus.

Du bedankst Dich beim Universum für dieses großartige Erlebnis.

Öffne Deine Augen und nimm Deine Umgebung wieder wahr.

Wenn Du so weit bist, komme wieder zum Sitzen zurück.

Du bist ein Teil vom großen Ganzen.

Willkommen im Universum.

Willkommen, zu Hause.

Blickwinkel verändern

Wenn Du möchtest, nimm eine bequeme Position in der Rückenlage ein.

Dabei kannst Du Deine Beine aufgestellt lassen oder locker zueinander fallen lassen.

Lege Deine Arme in einer entspannten Position ab.

Wenn Dir danach ist, kannst Du die Hände auch gerne auf den Bauch ablegen.

Ist es Dir heute lieber eine sitzende Position einzunehmen, dann kannst Du das gerne machen.

Bringe Dich dazu in eine aufrechte Position und lege die Hände entspannt auf Deinen Oberschenkeln ab.

Entspanne Deinen Körper und erlaube Deinem Geist zur Ruhe zu kommen.

Wenn es Dir guttut, kannst Du gerne im Hintergrund eine leise Musik abspielen lassen.

Sanfte und ruhige Töne.

Lenkt Dich dies eher ab, dann bleibe in der Ruhe und Stille.

Lasse nun einen Hauch von Frieden in Dir und Deinem Körper entstehen.

Nimm Deine Atmung wahr und spüre, wie sich Dein Atem in Deinem Körper verteilt.

Nimm die Veränderungen in Deinem Körper wahr.

Vielleicht nimmst Du das Weiten Deiner Rippenbögen wahr?

Vielleicht nimmst Du das Heben und Senken Deines Brustbeines wahr?

Vielleicht spürst Du, wie sich Deine Lungen mit Deinem Atem füllen?

Vielleicht nimmst Du das Heben und Senken Deiner Bauchdecke wahr?

Vielleicht nimmst Du eine Veränderung in Deinen Flanken wahr?

Versuche den Weg Deines Atems wahrzunehmen und zu ergründen.

Bleibe dabei wertfrei.

Ich lade Dich nun auf einen kleinen Spaziergang ein.

Wir werden sehen, was er für uns bereithält.

Du machst Dich auf den Weg.

Die Wolken sind am Himmel verschwunden und haben der Sonne Platz gemacht.

Du setzt einen Fuß vor den anderen.

Du gehst in Deinem Tempo.

Gedanken kommen und Gedanken gehen.

Sie ziehen vorbei, wie die Wolken am Himmel.

Du hast sie dort abgestellt.

Doch was entdeckst Du da am Himmelszelt?

Eine Wolke, in Deiner Lieblingsfarbe und sie winkt Dir zu.

In Deiner Fantasie ist alles möglich.

Du schlüpfst aus Deiner Körperhülle und machst es Dir auf einer kleinen Wolke bequem.

Du kannst nun auf die Erde herabschauen und Dich aus einem anderen Blickwinkel betrachten.

Bleibe dabei wertfrei.

Was siehst Du?

Erst einmal Dich selbst.

Wie ist Deine Kopfhaltung?

Ist Dein Kopf leicht gebeugt und Dein Blick in Richtung Boden gesenkt?

Hast Du vielleicht Angst zu stolpern?

Hast Du etwas verloren und suchst danach?

Bist Du gar nicht neugierig, was es alles um Dich herum zu sehen gibt?

Die Welt und das Universum sind doch so schön.

Bleibe wertfrei.

Wirf einen Blick auf Deine Schultern.

Gehen Deine Schultern nach vorne oder nach hinten?

Bist Du nach vorne gebeugt und machst Du Dich klein?

Wenn ja, warum?

Warum machst Du Dich klein und versteckst Dich?

Gibt es dafür einen Grund?

Liegt zu viel Ballast auf Deinen Schultern oder auf Deinem Rücken?

Dann versuche ihn loszulassen und loszuwerden.

Bist Du aufgerichtet und offen, für das, was Dir das Leben bringt?

Wenn Du aufgerichtet bist, würdest Du auch mehr sehen.

Du könntest die Dinge vor Dir und neben Dir sehen.

Du könntest in den Himmel schauen.

Bleibe wertfrei.

Stelle Dir nun etwas vor.

Du bist auf der Wolke der Marionettenspieler, der die Fäden knüpft und daran ziehen kann.

Was würde mit der Hülle und Dir passieren, wenn Du daran ziehst?

Wohin würdest Du etwas ziehen oder was würdest Du verändern?

Ziehst Du an Deinem Kopf?

Dann würde er sich anheben und Dein Nacken würde sich verlängern.

Deine Augen würden Dinge sehen, die vorher nicht möglich waren.

Ziehst Du am Brustbein?

Dann würde sich Dein Brustbein anheben.

Dein Brustkorb könnte sich weiten und Du bekämst besser Luft.

Deine Muskulatur würde sich entspannter anfühlen.

Pflanzen wenden sich auch der Sonne zu.

Tu es auch Du?

Haben sich Deine Schritte verändert?

Fühlst Du Dich vielleicht freier und unbeschwerter?

Drehe Dich doch einfach mal um Deine eigene Achse und Du wirst sehen, die Welt sieht gleich ganz anders aus.

Vielleicht möchtest Du einmal das Rückwärtsgehen ausprobieren?

Was würde passieren?

Bleibe dabei achtsam.

Vielleicht musst Du dabei einen Blick nach hinten riskieren?

Manchmal muss man auch einen Schritt zur Seite gehen oder ein Hindernis überwinden, damit man wieder vorankommt.

Manchmal muss man sich für eine Richtung entscheiden.

Du kommst immer da an, wo Dich das Universum hinschickt und wo der Platz ist, der für Dich vorbestimmt ist.

Von Deinem Beobachtungsplatz siehst Du, dass Du Dich verändert hast.

Ein Lächeln zaubert sich in Dein Gesicht und Deine Gesichtszüge werden weicher als sie vorher waren.

Dein Blick ist offener für etwas Neues geworden.

Du verabschiedest Dich von Deiner Wolke und findest Dich in Deiner Körperhülle wieder.

Es ist schon spannend, was mit einem passieren kann, wenn man alles einmal aus einem anderen Blickwinkel betrachtet.

Wenn Du irgendwann mal nicht weiterweißt, betrachte die Situation aus einer anderen Perspektive.

Du wirst sehen, es ist gar nicht so schwer.

Du wirst sehen, Dir wird es danach besser gehen.

Lenke Deine Aufmerksamkeit wieder auf Deine Atmung und lasse Deine Atemzüge wieder tiefer und intensiver werden.

Öffne langsam wieder die Augen und nimm den Raum um Dich herum wahr.

Ich glaube, ich kann ein sanftes Lächeln in Deinem Gesicht sehen.

Es sieht wunderschön aus.

Sonnenmeditation

Möchtest Du einfach einmal kurz durchatmen?

Möchtest Du einfach einmal die Seele baumeln lassen?

Dann würde ich mich freuen, wenn Du mich auf eine kleine Meditation begleiten würdest.

Nimm dazu eine Dir vertraute Meditationshaltung ein.

Diese kann im Stehen, im Sitzen oder auch im Liegen sein.

Bringe dazu Länge in Deinen Körper, so dass das Chi in Deinem Körper leichter fließen kann.

Schließe Deine Augen, um ganz bei Dir bleiben zu können.

Visuelle Störungen können so ausgeschlossen werden.

Lasse entstehende Geräusche und Gedanken an Dir vorüberziehen, wie die Wolken am Himmel.

Oder stelle Dir den Scheibenwischer eines Autos vor, der Dir wieder einen Durchblick bei schlechter Sicht ermöglicht.

Du nimmst sie wertfrei wahr.

Stelle Dir nun die Sonne hoch am Himmelszelt vor.

Lasse ein Bild vor Deinem geistigen Auge entstehen.

Welche Farbe hat Deine Sonne?

Die Farbe des Morgen- oder des Abendrots?

Die strahlende Farbe Gelb in der Mittagszeit?

Du kannst Dir auch eine Mischfarbe vorstellen.

In Deiner Fantasie ist alles möglich.

Die Sonne schenkt uns Licht und Energie.

Sie bringt Wärme in unser aller Leben hinein.

Sie bringt Licht in die Dunkelheit.

Sie ist so weit weg von uns und doch so nah.

Sie ist ein Teil des Universums, genauso wie Du einer bist.

Stelle Dir nun eine Begegnung mit der Sonne vor.

Kannst Du Dir einen Besuch auf dem Planeten Sonne vorstellen?

Wie würde dieser Planet aussehen?

Lasse ein Bild vor Deinem geistigen Auge entstehen.

Stelle Dir nun vor, mit der Sonne in Kontakt zu treten.

Sie schickt ihre Lichtstrahlen auf die Erde.

Stelle Dir nun vor, ein Lichtstrahl nimmt Kontakt zu Dir auf.

Vielleicht bist auch Du dieser Lichtstrahl?

In Deiner Fantasie ist alles möglich.

Der Lichtstrahl macht sich auf den Weg zur Erde.

Er ist Dein persönlicher Sonnenstrahl.

Er nimmt die Verbindung zu Dir auf.

Sanft berührt Dein Lichtstrahl den Scheitelpunkt Deines Kopfes.

Kannst Du es spüren?

Es fühlt sich wie ein sanftes Streicheln an.

Deine Stirn beginnt sich zu glätten und Deine Gesichtszüge werden weich.

Dein Körper kann sich entspannen und beginnt loszulassen.

Langsam stellt sich auch ein Wärmegefühl in Deinem Körper ein.

Ein angenehmes Gefühl.

Es breitet sich vom Scheitelpunkt Deines Kopfes, bis hinunter zu Deinen Zehen aus.

Es fühlt sich wie eine warme Dusche an.

Du möchtest am liebsten schnurren, wie eine Katze.

Wie sieht es mit Deinem Energiehaushalt aus?

Ist Dein Akku leer?

Dann sorgt dieser Lichtstrahl für neue Energie in Deinem Körper.

Er lädt jede einzelne Zelle Deines Körpers neu auf.

Wie fühlst Du Dich?

Ein Lächeln zaubert sich in Dein Gesicht.

Du fühlst Dich frei und leicht.

Dieser Sonnenstrahl hat noch eine weitere Eigenschaft.

Er kann Deinen Kummer und Deine Sorgen aufnehmen und mit in das Universum hinaustragen, wenn Du es zulässt und klar formulierst.

Lasse es zu, dass Ängste von Dir abfallen und dem Universum übergeben werden.

Lasse die Traurigkeit in Dir weichen und mache wieder Platz für Freude.

Du fühlst Dich ruhig, gelöst und entspannt.

Stelle Dir nun vor, dieser Sonnenstrahl bringt Licht in Deinen Körper.

Er beginnt von innen heraus zu strahlen und zu leuchten.

Es sieht aus, als wärst Du eine eigene, kleine Sonne.

Strahlend und voller Energie.

In welcher Farbe würdest Du erstrahlen?

Lasse dazu ein Bild entstehen.

Vielleicht erscheint auch das Bild einer Kerze vor Dir?

Verabschiede Dich von dem Sonnenstrahl und bedanke Dich bei der Sonne und dem Universum.

Sie haben gerade so viel Gutes für Dich getan.

Konntest Du es annehmen?

Wie sieht die Sonne als Planet für Dich aus?

Lasse nun Dein Bild dieses Planeten entstehen.

Verweile hier für einen Moment.

Ich hole Dich dann wieder zurück.

PAUSE.

Lasse Deine Atemzüge wieder tiefer und intensiver werden.

Öffne Deine Augen und bringe Bewegung in Deinen Körper hinein.

Fühle Dich erfrischt, wie nach einem kurzen Schlaf.

Vielleicht siehst Du die Sonne nun mit ganz anderen Augen?

Autogenes Training – Suggestion

Nimm eine Körperhaltung ein, in der Du die nächsten Minuten möglichst bewegungsarm und achtsam entspannen kannst.

Es sollte Dich nichts einengen oder stören können.

Die Zeit gehört Dir.

Lerne eine Entspannungstechnik kennen, die Dich in einen Ruhezustand bringen kann.

Konzentriere Dich auf bestimmte Körperteile und die Suggestion bestimmter Gefühlszustände.

Werde Dir Deines Atems bewusst, ohne diesen beeinflussen zu wollen.

Spüre, wie Dein Atem ruhig und gleichmäßig fließt.

Mit der nächsten Ausatmung schließe Deine Augen.

Spüre die Kontaktpunkte Deines Körpers auf Deiner Unterlage.

Gib das Gewicht Deines Körpers in den Boden ab.

Gib alle Spannungen in den Boden ab.

Lasse alles, was Du nicht brauchst, in die Erde abfließen und verschwinden.

Erlaube Deinem Körper zur Ruhe zu kommen.

Du bist ruhig, gelöst und entspannt.

Wenn Du möchtest, folge meinen Worten.

Konzentriere Dich auf Deine Füße und Beine.

Spüre, wie schwer sich Deine Füße und Beine anfühlen.

Nimm Deine Füße und Beine bewusst wahr.

Sage Dir nun innerlich und in Gedanken folgende Sätze vor:

„Mein rechter Fuß ist ganz schwer". (3x)

„Ich bin ganz ruhig, gelöst und entspannt".

„Mein linker Fuß ist ganz schwer". (3x)

„Ich bin ganz ruhig, gelöst und entspannt".

„Mein rechtes Bein ist ganz schwer". (3x)

„Ich bin ganz ruhig, gelöst und entspannt".

„Mein linkes Bein ist ganz schwer". (3x)

„Ich bin ganz ruhig, gelöst und entspannt".

Konzentriere Dich auf Deine Arme und Hände.

Spüre, wie schwer sich Deine Arme und Hände anfühlen.

Nimm Deine Arme und Hände bewusst wahr

„Meine rechte Hand ist ganz schwer". (3x)

„Ich bin ganz ruhig, gelöst und entspannt".

„Meine linke Hand ist ganz schwer". (3x)

„Ich bin ganz ruhig, gelöst und entspannt".

„Mein rechter Arm ist ganz schwer". (3x)

„Ich bin ganz ruhig, gelöst und entspannt".

„Mein linker Arm ist ganz schwer". (3x)

„Ich bin ganz ruhig, gelöst und entspannt“.

Konzentriere Dich auf Deine Schultern.

Spüre, wie schwer sich Deine Schultern anfühlen.

Nimm Deine Schultern bewusst wahr.

„Meine Schultern sind ganz schwer“. (3x)

„Ich bin ganz ruhig, gelöst und entspannt“.

Konzentriere Dich auf Deinen Nacken.

Spüre, wie schwer sich Dein Nacken anfühlt.

Nimm Deinen Nacken bewusst wahr.

„Mein Nacken ist ganz schwer“. (3x)

„Ich bin ganz ruhig, gelöst und entspannt“.

Konzentriere Dich auf Dein Gesäß.

Spüre, wie schwer sich Dein Gesäß anfühlt.

Nimm Dein Gesäß bewusst wahr.

„Mein Gesäß ist ganz schwer“. (3x)

„Ich bin ganz ruhig, gelöst und entspannt“.

Konzentriere Dich auf Deinen Bauch und Deine Bauchorgane.

Spüre, wie schwer sich Dein Bauch und Deine Bauchorgane anfühlen.

Nimm Deinen Bauch und Deine Bauchorgane bewusst wahr.

„Mein Bauch ist ganz schwer“. (3x)

„Ich bin ganz ruhig, gelöst und entspannt".

Konzentriere Dich auf Deinen unteren, Deinen mittleren und Deinen oberen Rücken.

Spüre, wie schwer sich Dein unterer, Dein mittlerer und Dein oberer Rücken anfühlen.

Nimm Deinen ganzen Rücken bewusst wahr.

„Mein Rücken ist ganz schwer". (3x)

„Ich bin ganz ruhig, gelöst und entspannt".

Konzentriere Dich auf Deinen ganzen Körper.

Spüre, wie schwer sich Dein ganzer Körper anfühlt.

Nimm Deinen ganzen Körper bewusst wahr.

„Mein ganzer Körper ist ganz schwer". (3x)

„Ich bin ganz ruhig, gelöst und entspannt".

Stelle Dir nun vor, die Sonne scheint auf Deinen Körper.

„Mein rechter Fuß ist strömend warm". (3x)

„Mein linker Fuß ist strömend warm". (3x)

„Mein rechtes Bein ist strömend warm". (3x)

„Mein linkes Bein ist strömend warm". (3x)

„Meine rechte Hand ist strömend warm". (3x)

„Meine linke Hand ist strömend warm". (3x)

„Mein rechter Arm ist strömend warm". (3x)

„Mein linker Arm ist strömend warm“. (3x)

„Meine Schultern sind strömend warm“. (3x)

„Mein Nacken ist strömend warm“. (3x)

„Mein Gesäß ist strömend warm“. (3x)

„Mein Bauch ist strömend warm“. (3x)

„Meine Bauchorgane sind strömend warm“. (3x)

„Mein unterer, mein mittlerer und mein oberer Rücken sind strömend warm“. (3x)

„Mein ganzer Körper ist strömend warm“. (3x)

„Ich bin ruhig, gelöst und entspannt“.

Konzentriere Dich auf Deinen Atem und lasse ihn geschehen.

Der Atem gleicht einer Welle, die beim Einatmen nach oben schwingt und beim Ausatmen nach unten schwingt.

Nimm wahr, wo überall Dein Atem hinfließt.

Nimm den Unterschied zwischen der Ein- und der Ausatmung wahr.

„Mein Atem strömt ruhig und gleichmäßig in meinem Körper ein und aus“. (3x)

„Ich bin ruhig, gelöst und entspannt“.

Konzentriere Dich nun auf Dein Herz.

Spüre in Dein Herz hinein.

Die Wärme strömt durch Dein Herz.

„Mein Herz schlägt ruhig und gleichmäßig“. (3x)

„Mein Herz schlägt ruhig, rhythmisch und regelmäßig“. (3x)

„Ich bin ruhig, gelöst und entspannt“.

Konzentriere Dich nun auf Dein Sonnengeflecht.

Stelle Dir nun vor, eine Wärmflasche liegt auf Deinem Bauch und wärmt Dich.

„Die Wärme des Sonnengeflechts strahlt in meinem Bauch“. (3x)

„Die Wärme des Sonnengeflechts strahlt in mein Herz“. (3x)

„Ich bin ruhig, gelöst und entspannt“.

Konzentriere Dich auf Deine Stirn.

Stelle Dir vor eine kühle Hand legt sich auf Deine Stirn.

„Meine Stirn ist angenehm kühl“. (3x)

„Mein Kopf ist ganz frei“. (3x)

„Mein Kopf ist klar und frisch“. (3x)

„Ich bin ganz ruhig, gelöst und entspannt“.

Die Ruhe strömt durch meinen Körper, meinen Geist und meine Seele.

Spüre noch einmal in Deinen Körper hinein.

Bringe nun Bewegung in Deinen Körper und fühle Dich erfrischt und wie neu.

Genauso, wie nach einem erholsamen Schlaf.

PS: Nicht geeignet bei Depressionen – Rücksprache mit dem Arzt.

Blick in Deinen Körper

Finde Dich in Deiner Entspannungsposition ein.

Sorge für Gemütlichkeit und Behaglichkeit, damit sich die Entspannung leichter einstellen kann.

Gibt es noch etwas, was Du brauchst?

Fehlt es Dir an Wärme?

Dann ziehe Dir etwas über oder wickle Dich in eine Decke hinein.

Schließe Deine Augen und richte Deine Aufmerksamkeit auf Deinen Atem.

Werde Beobachter Deines Atems.

Mit der Einatmung wölbt sich Deine Bauchdecke nach außen.

Mit der Ausatmung senkt sich Deine Bauchdecke wieder in Richtung Wirbelsäule ab.

Wenn Dir danach ist, lasse den Atem in Form eines Seufzers entstehen.

Finde danach wieder in Deine Atembewegung zurück.

Atme sanft durch die Nase ein.

Atme sanft durch den Mund aus.

Sollte Deine Nase verstopft sein, atme nur durch Deinen Mund.

Stelle Dir bei Deiner Ausatmung vor, Du bläst sanft eine Kerze aus.

Mit jedem Atemzug lässt Du immer mehr los.

Versuche, den Ausatem länger geschehen zu lassen, wie den Einatem.

Sinke sanft in Deine Unterlage hinein und entspanne.

Mit jeder Ausatmung lässt Du Deinen Körper immer mehr los.

Deine Muskulatur beginnt sich immer mehr zu entspannen.

Gibt es Körperstellen mit Verspannungen, Schmerzen oder Blockaden?

Dann schicke dort bewusst Deinen Atem hin und versuche loszulassen.

Gib diese Missstände in Deinem Körper, in den Boden ab.

Lenke Deine Wahrnehmung nach innen.

Wie geht es Dir in diesem Moment?

Erkenne das Gefühl und lasse dem Körper Zeit, es zu entfalten.

Gib Deinem Geist Zeit, zur Ruhe zu kommen.

Das Universum und Du, ihr werdet eins.

Du bist ein Teil des großen Ganzen.

Tauche in die Stille und in die Ruhe ein.

Bade in der Stille Deines innersten Seins.

Stelle Dir den Inhalt Deiner Körperhülle als eigenes kleines Universum vor.

Welche Eigenschaften und welche Fähigkeiten befinden sich in Deinem kleinen Universum?

Auf welches Wissen kannst Du zurückgreifen?

Welche Talente schlummern in Dir?

Welche Werte machen Dich aus?

Welche Bilder entstehen vor Deinem geistigen Auge?

Welche Schätze wurden Dir in die Wiege gelegt?

Welche Fähigkeiten und Fertigkeiten machen Dich als Person aus?

Verweile hier für einen Moment.

Ich hole Dich dann wieder zurück.

PAUSE.

Ich hoffe, Du konntest sehen, wie einzigartig und wertvoll Du bist.

Bedanke Dich beim Universum für all das, was es Dir in die Wiege gelegt hat.

Zweifle nicht, an dem was ist.

Was im Leben geschieht, hat alles seinen Sinn.

Mit dieser Dankbarkeit in Deinem Herzen, bringe wieder eine sanfte Bewegung in Deinen Körper hinein.

Ich hoffe dieser Blick nach innen hat Dir gutgetan.

Stärke Deine 7 Chakren

Suche Dir für Deine Meditation einen ungestörten Platz aus.

Mache es Dir dazu in der Rückenlage bequem.

Finde eine angenehme Positionierung für Deine Arme und Deine Beine.

Lasse Deinen Körper entscheiden, ob er die Handflächen nach oben oder nach unten zeigen lassen möchte.

Wenn sich Deine Handinnenseite der Decke zuwendet, senken sich Deine Schultern automatisch.

Alternativ dazu, kannst Du die Hände auf der Handkante ablegen.

Lasse Deinen Körper entscheiden, ob er während der Meditation die Beine aufstellen oder sie ablegen möchte.

Wenn Du so weit bist, schließe Deine Augen.

Innere Bilder können so leichter vor Deinem geistigen Auge entstehen und eine visuelle Ablenkung wird dadurch erschwert.

Vielleicht gehst Du gerne in eine Yogastunde und hast schon einmal etwas von den sieben Chakren gehört?

Sie gelten als Energiezentren zwischen dem physischen und dem feinstaublichen Körper des Menschen.

Sie sind durch Energiekanäle miteinander verbunden.

Sichtbar ist es leider nicht.

Daher ist es schwer zu verstehen.

Bleibe wertfrei.

Ich lade Dich ein, Dir etwas Gutes zu tun und diese Energiezentren wieder aufzuladen.

Ich würde mich freuen, wenn Du es einmal ausprobierst und Dich darauf einlässt.

Gehe mit Deiner Aufmerksamkeit zum Scheitelpunkt Deines Kopfes.

Stelle Dir nun eine goldene Kugel über Deinem Kopf vor.

Wir wenden uns nun dem Kronen Chakra zu.

Dieses Chakra verbindet Dich mit dem Göttlichen.

Du kannst lernen überdimensional zu denken und in Dein Leben Vertrauen und Dankbarkeit einkehren zu lassen.

Die Kugel kreist über Deinem Kopf und beginnt sanft zu pulsieren.

Sie schickt ein goldenes Licht auf Dich herab.

Das Licht findet seinen Weg von Deinem Scheitelpunkt bis hinunter zu Deinen Zehenspitzen.

Sie schenkt Dir die Energie, die Du brauchst, um das Kronen Chakra wieder aufzufüllen.

Verweile hier für einen Moment und spüre nach.

Du fühlst Dich ruhig, gelöst und entspannt.

Lenke Deine Aufmerksamkeit in den Bereich um Deine Stirn.

Wir wenden uns nun dem Stirn Chakra zu.

Dieses Chakra ist Dein Zugang zu Deiner Seele und zu Deiner Intuition.

Hier geht es auch um die Spiritualität.

Stelle Dir nun eine indigoblaue Kugel über Deiner Stirn vor.

Die Kugel kreist über Deiner Stirn und beginnt zu pulsieren.

Sie schickt ein indigoblaues Licht auf Dich herab.

Das Licht findet seinen Weg von Deinem Scheitelpunkt bis hinunter zu Deinen Zehenspitzen.

Sie schenkt Dir die Energie, die Du brauchst, um das Stirn Chakra wieder aufzufüllen.

Verweile hier für einen Moment und spüre nach.

Du fühlst Dich ruhig, gelöst und entspannt.

Lenke Deine Aufmerksamkeit in den Bereich Deines Halses.

Wir wenden uns dem Hals Chakra, auch Kehlkopf Chakra genannt, zu.

Dieses Chakra steht für die Kommunikation.

Stelle Dir eine hellblaue Kugel über Deinem Hals vor.

Die Kugel kreist über Deinem Hals und beginnt zu pulsieren.

Sie schickt ein hellblaues Licht auf Dich herab.

Das Licht findet seinen Weg von Deinem Scheitelpunkt bis hinunter zu Deinen Zehenspitzen.

Sie schenkt Dir die Energie, die Du brauchst, um das Hals Chakra wieder aufzufüllen.

Verweile hier für einen Moment und spüre nach.

Lenke Deine Aufmerksamkeit in den Bereich Deines Herzens.

Wir wenden uns dem Herz Chakra zu.

Dieses Chakra steht für die universelle und bedingungslose Liebe.

Es steht für Empathie, Toleranz und Akzeptanz.

Gehe achtsam mit Dir, mit anderen und mit anderem um.

Stelle Dir nun eine grüne Kugel über Deinem Herzen vor.

Die Kugel kreist über Deinem Herzen und beginnt zu pulsieren.

Sie schickt ein grünes Licht auf Dich herab.

Das Licht findet seinen Weg von Deinem Scheitelpunkt bis hinunter zu Deinen Zehenspitzen.

Sie schenkt Dir die Energie, die Du brauchst, um das Herz Chakra wieder aufzufüllen.

Verweile hier für einen Moment und spüre nach.

Lenke Deine Aufmerksamkeit in den Bereich über Deinen Bauchnabel.

Wir wenden uns dem Nabel Chakra zu.

Dieses Chakra steht für Selbstbewusstsein, Vitalität und Energie.

Stelle Dir nun eine gelbe Kugel über Deinem Bauch vor.

Die Kugel kreist über Deinem Bauch und beginnt zu pulsieren.

Sie schickt ein gelbes Licht auf Dich herab.

Das Licht findet seinen Weg von Deinem Scheitelpunkt bis hinunter zu Deinen Zehenspitzen.

Sie schenkt Dir die Energie, die Du brauchst, um das Nabel Chakra wieder aufzufüllen.

Verweile hier für einen Moment und spüre nach.

Du bist ruhig, gelöst und entspannt.

Lenke Deine Aufmerksamkeit in den Bereich um Deinen Beckenboden.

Wir wenden uns dem Sakral Chakra zu.

Dieses Chakra steht für Gefühle wie Wohlbefinden, Genuss und Freude.

Gerät dieses Chakra aus der Balance kann es zu einer emotionalen Instabilität kommen.

Daraus können Dysfunktionen, Depressionen oder ein Suchtverhalten entstehen.

Stelle Dir nun eine orange Kugel über Deinem Beckenboden vor.

Die Kugel kreist über Deinem Beckenboden und beginnt zu pulsieren.

Sie schickt ein oranges Licht auf Dich herab.

Das Licht findet seinen Weg von Deinem Scheitelpunkt bis hinunter zu Deinen Zehenspitzen.

Sie schenkt Dir die Energie, die Du brauchst, um das Sakral Chakra wieder aufzufüllen.

Verweile hier für einen Moment und spüre nach.

Du bist ruhig, gelöst und entspannt.

Lenke Deine Aufmerksamkeit in den Bereich Deines Steißbeines.

Wir wenden uns dem Wurzel Chakra zu.

Wie der Name schon sagt, sind wir mit der Erde verwurzelt. Hier geht es um die Themen Sicherheit, Stabilität, Lebenskraft, Erdung und Urvertrauen.

Stelle Dir eine rote Kugel über Deinem Steißbein vor.

Die Kugel kreist über Deinem Steißbein und beginnt zu pulsieren.

Sie schickt ein rotes Licht von Deinem Scheitelpunkt bis hinunter zu Deinen Zehenspitzen.

Sie schenkt Dir die Energie, die Du brauchst, um das Wurzel Chakra wieder aufzufüllen.

Verweile hier für einen Moment und spüre nach.

Du bist ruhig gelöst und entspannt.

Lasse nun alle Kugeln pulsieren und spüre nach, wie die Energie auf Dich übergeht.

Stelle Dir das schöne Bild der Kugeln, in all ihren Farben vor.

Gold, indigoblau, hellblau, grün, gelb, orange und rot.

Verweile hier für einen Moment und spüre nach.

Du bist ruhig, gelöst und entspannt.

Verabschiede Dich von den Kugeln und lenke Deine Aufmerksamkeit auf Deine Atmung zurück.

Nimm das Heben und das Senken Deines Brustkorbes bewusst wahr.

Nimm das Heben und das Senken Deines Bauches bewusst wahr.

Spüre Deinen eigenen Atemrhythmus.

Bringe nun eine sanfte Bewegung in Deinen Körper.

Gehe gestärkt aus der Meditation heraus und finde in die Realität zurück.

Lasse Dir die Zeit, die Du brauchst, um wieder zum Sitzen zu kommen.

Mögen alle Lebewesen Glück und Harmonie erfahren.

Möge ich mit meinen Gedanken, Worten und Werken einen Teil dazu beitragen.

Namaste!

Endloser Horizont

Komme in einer entspannten Position an Deinem Lieblingsplatz an.

Gönne auch Deinen Augen eine kleine Verschnaufpause.

Schließe sie sanft und lasse Deine Augäpfel hinter Deinen Augenlidern, in Deinen Augenhöhlen ruhen.

Wende Deine Aufmerksamkeit Deinem Körper zu.

Lasse alle Anspannungen in Deinen Armen und in Deinen Beinen los.

Mit jedem Atemzug entspanne immer mehr in den Boden hinein.

Lasse Deine Muskeln immer weicher werden.

Lasse Deinen Körper los.

Lasse ein Gefühl von Leichtigkeit entstehen.

Wende Deine Aufmerksamkeit Deinem Kopf zu.

Lasse ankommende Gedanken weiterziehen, wie die Wolken am Himmel.

Nimm ankommende Geräusche wahr, ohne sie zu beachten.

Lasse es zu, dass sich Ruhe und Stille in Deinem Körper ausbreiten dürfen.

Zähle nun innerlich mit mir langsam von 5 bis 1.

Mit jeder Zahl kommst Du in einen tieferen Entspannungszustand.

Lasse uns beginnen.

5..4..3..2..1.

Du bist in einem tieferen Entspannungszustand angekommen.

Unsere Reise in die Welt der Träume kann beginnen.

Meine ruhige und sanfte Stimme begleitet Dich dabei.

Stelle Dir nun in Deiner Fantasie das Meer vor.

Unendliche Weiten liegen vor Dir.

Vor Dir siehst Du den endlosen Horizont.

Der Horizont ist die Grenze zwischen dem Himmel und der Erde.

Es sieht wunderschön aus.

Du befindest Dich an einem schönen Sandstrand.

Du gehst barfuß durch den Sand.

Der Sand kitzelt Dich an Deinen Füßen.

Gleichzeitig verströmt er eine angenehme Wärme.

Diese Wärme nimmt Dein Körper gerne auf.

Du schaust in den Himmel hinauf.

Du siehst eine endlose Weite am Himmelszelt.

Wie groß wohl das Universum ist?

Wo beginnt es und wo endet es?

Du gehst ein bisschen am Strand entlang.

Die Sonnenstrahlen wärmen Deinen Körper und tun Dir gut.

Eine sanfte Brise streichelt zärtlich über Dein Gesicht.

Es fühlt sich wie eine sanfte Berührung an.

Da entdeckst Du ein Ruderboot vor Dir am Strand.

Es ist ein ganz besonderes Ruderboot.

Es ist mit weichen Kissen ausgepolstert.

Sanft streichst Du über die Kissen.

Wie fühlt sich das an?

Das Boot spricht zu Dir und lädt Dich auf eine kleine Bootsfahrt ein.

Sollst Du es wagen?

Du wirfst einen Blick hinaus auf das Meer.

Das Meer ist ruhig und klar.

Es ist glatt, wie die Oberfläche eines Spiegels.

Du steigst ein und machst es Dir bequem.

Wie von Zauberhand bewegt sich das Boot im Wasser.

Es macht sich auf den Weg zum Horizont.

Du fühlst Dich ruhig, gelöst und entspannt.

Die Sonne scheint und umhüllt Dich mit ihrer Wärme.

Du nimmst den Duft des Wassers wahr.

Vielleicht kannst Du auf den Meeresgrund schauen?

Was erkennst und siehst Du alles?

In Deiner Fantasie ist alles möglich.

Vielleicht entdeckst Du einen Fischschwarm?

Vielleicht schwimmen in Deinem Meer auch Delfine?

Das Wasser ist klar, glitzert und funkelt.

Es ist so schön.

Du hörst das sanfte Meeresrauschen und blickst hinaus zum Horizont.

Du siehst, wie die Sonne langsam untergeht.

Welche Farbe hat die Sonne?

Welche Farbe hat der Himmel?

Du siehst die Sonne erst noch über dem Wasser stehen und schaust ihr zu, wie sie immer kleiner wird und irgendwann am Horizont verschwinden wird.

Es ist ein wunderschönes Naturschauspiel.

Es wirkt beruhigend und harmonisierend auf Dich.

Es sieht alles so nah aus und ist doch so fern.

Erlebe diesen schönen Moment ohne ihn zu Hinterfragen.

Das Universum und dieser endlose Horizont haben heute eine Überraschung für Dich parat.

Du hast nun die Möglichkeit alles, was Dich belastet an das Universum abzugeben.

Hole Dir das Bild des Sonnenuntergangs vor Augen und nimm Kontakt zur Sonne auf.

Sage ihr alles, was Dich belastet oder beschäftigt.

Sie ist ein guter Zuhörer.

Du kannst ihr auch gerne Fragen stellen.

Vielleicht erhältst Du darauf eine Antwort?

Verweile hier einen Moment.

Ich hole Dich dann wieder zurück.

PAUSE.

Verabschiede Dich von der endlosen Weite des Horizontes.

Dein Boot macht sich auf den Rückweg.

Es bringt Dich wieder sicher an das Ufer zurück.

Es war ein sehr schöner Ausflug.

Du wirfst noch einmal einen Blick hinaus aufs Meer.

Ein Seufzer macht sich auf den Weg nach draußen.

Du fühlst Dich ruhig, gelöst und entspannt.

Du fühlst Dich wohl.

Du öffnest langsam wieder die Augen und bringst eine wohltuende Bewegung in Deinen Körper.

Ich glaube sogar ein Lächeln auf Deinem Gesicht zu sehen.

Weite und öffne in Deinem Leben Deinen Horizont.

Wesenszüge eines Menschen

Nimm eine Position ein, in der Du bequem liegen oder sitzen kannst.

Bei Bedarf lege Dir etwas unter Deine Knie oder unter Deinen Kopf.

Gerne kannst Du Dich auch mit einer Decke zudecken und Dich darin hineinkuscheln.

Richte Dir Deinen Entspannungsplatz so ein, dass Du Dich wohlfühlen kannst.

Wirf einen Blick auf Deinen Körper?

Fühlen sich Deine Beine und Deine Füße in ihrer Position wohl?

Fühlen sich Deine Arme und Deine Hände in ihrer Position wohl?

Fühlen sich Deine Schultern in ihrer Position wohl?

Fühlt sich Dein Rücken in seiner Position wohl?

Hat Dein Kopf eine angenehme Position und fühlt sich wohl?

Fühlt sich Dein ganzer Körper in seiner Ausgangslage wohl?

Dann nimm Dir jetzt Zeit für Dich und Zeit für Deinen Körper.

Wenn es nicht schon längst geschehen ist, schließe Deine Augen.

Nimm Deinen Körper wahr.

Gönne ihm eine kleine Auszeit.

Spüre Deinen Körper geschützt im Zustand der Ruhe.

Finde nun durch Achtsamkeit zur Entspannung.

Gib nun bewusst alle unnötigen Aktivitäten auf.

Gib nun bewusst alle Anspannungen Deines Körpers in den Boden ab und lasse los.

Finde immer mehr in den Zustand der Entspannung hinein.

Heranziehende Gedanken und aufkommende Geräusche mögen kommen und gehen, so wie die Wolken am Himmel.

Du nimmst sie wahr, ohne sie zu beeinflussen oder gar zu bewerten.

Mit dem Schließen der Augen hast Du ein Sinnesorgan ausgeschaltet.

Lenke Deine Aufmerksamkeit auf Deine Nase und Deinen Mund.

Nimm wahr, was Du in diesem Moment riechst oder schmeckst.

Bleibe wertfrei.

Ich lade Dich nun auf eine kleine Meditation, zu ein paar Wesenszügen des Menschen ein.

Auch diese Wesenszüge hält das Universum für Dich bereit.

Was bedeutet das Wort „Achtsamkeit“ für Dich?

Gehst Du achtsam mit Dir, mit anderen oder mit anderem um?

Es soll Dich einladen im Hier und Jetzt zu leben.

Erlaube Dir genau diesen Moment zu genießen und gehe mit Dir, anderen Menschen, mit Tieren und mit Deiner Umwelt gut und respektvoll um.

Was bedeutet das Wort „Besonnenheit“ für Dich?

Besonnenheit bedeutet einen Moment länger innezuhalten und etwas abzuwägen.

Überlegst Du zuerst, bevor Du handelst?

Legst Du zuerst alles auf die Waagschale?

Was bedeutet es, „charmant“ zu sein?

Bezauberst Du die Herzen anderer Menschen?

Das Wort steht auch für die Liebenswürdigkeit und gute Manieren.

Charme strahlt von innen heraus in einer Natürlichkeit und Unbekümmertheit.

Was bedeutet für Dich Ehrlichkeit?

Sagst Du immer die Wahrheit?

Es geht darum keinen anderen zu Schaden kommen zu lassen oder jemanden zu manipulieren.

Was bedeutet für Dich Fröhlichkeit?

Es ist das Gefühl, Freude zu verspüren.

Dinge positiv zu sehen und sich daran zu erfreuen.

Lachen zu dürfen und ein Funkeln in den Augen wahrzunehmen.

Was bedeutet für Dich Glück?

Glück ist, wenn das Positive in Deinem Leben überwiegt.

Manchmal muss man sich von Dingen oder anderen Menschen trennen, die einem nicht guttun, um wieder glücklich zu werden.

Was bedeutet für Dich Herzlichkeit?

Bist Du ein herzlicher Mensch?

Hörst Du auf die Stimme Deines Herzens?

Lasse es zu, dass sich Dein Herz öffnen kann.

Dann wird die Liebe zu Dir selbst wieder fließen und Du kannst sie auch wieder anderen zuteil kommen lassen.

Was bedeutet es für Dich „intuitiv" zu sein?

Entscheidest Du aus dem Bauch heraus?

Was bedeutet es für Dich „jovial" zu sein?

Bist Du ein großzügiger Mensch?

Besitzt Du Taktgefühl oder agierst Du wie der Elefant im Porzellanladen?

Was bedeutet es für Dich „kollegial" zu sein?

Schätzt Du Deine Kollegen oder Kolleginnen?

Oder ist es Dir egal und Du möchtest nur die Karriereleiter weiter nach oben steigen?

Komme was da wolle?

Was bedeutet für Dich das Wort „liebevoll"?

Bist Du liebevoll, fürsorglich und zärtlich?

Gehst Du auch so mit anderen Menschen oder Tieren um?

Man könnte auch respektvoll dazu sagen.

Was bedeutet das Wort „Mut" für Dich?

Bist Du ein mutiger Mensch?

Mut und Wagnis gehen oft Hand in Hand.

Begibst Du Dich gerne in gefährliche Situationen?

Was bedeutet das Wort „neugierig“ für Dich?

Neugier kann positiv oder negativ sein.

Bist Du wissbegierig und stellst gerne die Frage: „Warum?“

Neugierig kann auch bedeuten Ängste zu überwinden.

Was bedeutet es für Dich „offen“ zu sein?

Bist Du offen für Kommunikation und Anteilnahme?

Bist Du offen für Neues?

Was bedeutet das Wort „positiv“ für Dich?

Gehst Du positiv durchs Leben?

Siehst Du immer das Gute darin?

Hast Du ein gutes Selbstbewusstsein?

Was bedeutet das Wort „qualifiziert“ für Dich?

Vielleicht, für etwas geeignet zu sein und etwas gut zu können?

Was bedeutet das Wort „rücksichtsvoll“ für Dich?

Bist Du ein hilfsbereiter Mensch?

Wie verhältst Du Dich im Straßenverkehr?

Wie gehst Du mit den natürlichen Ressourcen um?

Was bedeutet das Wort „selbständig“ für Dich?

Kannst Du Dinge alleine erledigen oder brauchst Du immer jemanden, der Deine Arbeit macht?

Hast Du ein starkes Selbstbewusstsein?

Was bedeutet das Wort „schüchtern“ für Dich?

Bist Du ein ruhiger, stiller Mensch, der gerne aus dem Hintergrund agiert?

Bist Du eher leiser als laut?

Findest Du oft nicht die richtigen Worte?

Was bedeutet das Wort „talentiert“ für Dich?

Welche Talente schlummern in Dir?

Was kannst Du besonders gut?

Was bedeutet das Wort „unterhaltsam“ für Dich?

Hast Du die Fähigkeit andere zu unterhalten?

Sei es als Künstler oder Schriftsteller?

Hast Du die Gabe, immer die richtigen Worte parat zu haben?

Kannst Du für eine gute Stimmung sorgen?

Das waren jetzt einige Wesenszüge des Menschen.

Konntest Du Dich da irgendwo wieder finden?

Verweile hier für einen Moment.

Ich hole Dich dann wieder zurück.

PAUSE.

Bleibe wertfrei.

Lasse nun einen positiven Gedanken entstehen.

In welchem Wesenszug findest Du Dich wieder?

Mit dieser Positivität öffne langsam wieder Deine Augen.

Bringe wieder eine sanfte Bewegung in Deinen Körper zurück.

Das kann eine Mobilisation, ein Räkeln, ein Recken oder ein Strecken sein.

Dir soll es dabei gut und immer besser gehen.

Wenn Du so weit bist, komme wieder zum Sitzen zurück.

Das Universum hat Dir Deine Wesenszüge auf Deinen Lebensweg gegeben.

Nutze sie.

PS: Du möchtest mehr über die Wesenszüge erfahren? Dann stöbere doch in dem dazugehörigen Entspannungsbuch: „30 Meditationen zu den Wesenszügen des Menschen".

Hör nicht auf zu glauben

Mache es Dir bequem.

Gerne liegend, sitzend, abgestützt oder unterlagert.

Mache Dich für Deine Meditation bereit.

Tue alles, um es Dir so bequem wie möglich zu machen.

Scanne Deinen ganzen Körper.

Vom Scheitelpunkt Deines Kopfes bis hinab in jeden einzelnen Zeh.

Spüre Dich und lasse alle Anspannungen los.

Erlaube Dir, zur Ruhe zu kommen.

Schiebe nun alles beiseite, was Du nicht brauchst.

Das können Gegenstände oder Gedanken sein.

Packe alles in einen Rucksack hinein und stelle diesen ganz weit weg von Dir.

Lausche nun Deinem Atem zu.

Er ist der Anker des Lebens und geschieht von ganz allein.

Er versorgt Dich mit Sauerstoff und neuer Energie.

Unsere kleine Gedankenreise beginnt.

Stelle Dir vor, Du lebst in einer einsamen Welt.

Du steigst in einen Zug ein, der überall hinfährt.

Du allein bestimmst das Ziel.

Es kann ein Ziel Deiner Fantasie sein.

Es kann eine Reise in das Universum sein.

Es kann Dein Lebensweg sein.

Wohin auch immer Du möchtest.

Vielleicht bist Du auf der Suche nach Gefühlen?

Vielleicht bist Du auf der Suche nach der wahren Liebe?

Vielleicht sucht schon jemand nach Dir?

Vielleicht suchst Du den Nervenkitzel?

Vielleicht suchst Du das Glücksspiel?

Vielleicht möchtest Du die Würfel rollen lassen und dabei gewinnen?

Es wird immer Gewinner und Sieger im Leben geben.

Es wird auch immer wieder Verlierer geben.

Das Leben geht aber immer weiter und weiter.

Glaube nur fest daran.

Stehe wieder auf, wenn Du hinfällst.

Auf Deiner Zugfahrt werden Dir immer wieder Reisende an Deine Seite geschickt.

Die Reisenden, die Du genau in diesem Moment brauchst.

Andere steigen aus, weil sie ihr Ziel erreicht haben.

Sie sind für Deinen Lebensweg nicht mehr wichtig.

Möchtest Du Dich heute in der Dunkelheit verstecken?

Welchen Grund gibt es dafür?

Komme wieder heraus aus der Dunkelheit.

Kannst Du die Schatten der Nacht wahrnehmen?

Schau einmal genau hin.

Laternen stehen am Wegesrand und bringen wieder Licht in Dein Leben hinein.

Die Schatten verschwinden.

Oder ist es Dein Glaube?

Ist es die Liebe?

Halte an diesem Gefühl fest.

Es wird immer wieder weitergehen.

Glaube nur fest daran.

Verliere nie die Hoffnung.

Wenn Du hinfällst, stehe wieder auf.

Es wird immer wieder weitergehen.

Diese Zugfahrt spiegelt Dein Leben wird.

Unser Lebensweg ist eine Reise in das Ungewisse.

Blicken wir positiv nach vorne.

Stehen wir wieder auf, wenn wir hinfallen.

Wenn wir verlieren, werden wir ein anderes Mal der Gewinner sein.

Das Leben hängt nicht nur auf einer Seite.

Wenn wir Freunde verlieren, werden wir wieder neue Freunde finden.

Vielleicht waren es auch keine Freunde, sondern nur Bekannte?

Oder sie waren nur kurzfristige Wegbegleiter auf Deinem Weg.

Vertraue dem Universum.

PAUSE.

Du steigst wieder aus dem Zug aus.

Du fühlst Dich wohl.

Bringe wieder Bewegung in Deinen Körper.

Öffne Deine Augen und blicke positiv nach vorne.

Danke, dass Du mich auf dieser Fahrt begleitet hast.

PS.: Diese Geschichte ist meinem Sohn gewidmet.
Er hat immer wieder neue Kraft in dem Lied von Journey Don`t stop believing gefunden. Finden sie auch wir.
Dieses Lied war die Inspiration zu dieser Geschichte.

Das Universum und die Liebe

Mache es Dir in der Rückenlage bequem.

Lege Dich so hin, dass es Dir gut und immer besser geht.

Lasse Deine Beine locker auseinanderfallen, oder wenn Du sie aufgestellt hast, locker zueinander fallen.

Bei Bedarf lege Dir eine Rolle unter Deine Knie.

Bei Bedarf lege Dir ein Kissen unter Deinen Kopf.

Lasse Deinen Atem geschehen.

Die Natur hat es so eingerichtet.

Atme tief ein und aus.

Vielleicht ist es Dir danach, noch einen tiefen Seufzer von Dir zu geben?

Dann gib diesem Bedürfnis nach.

Lege nun Deine Hände oberhalb Deines Bauchnabels ab.

Dabei dürfen sich Deine Fingerspitzen gerne berühren.

Spüre die angenehme Wärme Deiner Hände auf Deinem Bauch.

Komme ganz bei Dir an.

Schließe gerne Deine Augen, wenn dies nicht schon längst geschehen ist.

Spüre, wie sich das Gefühl der Entspannung immer mehr in Dir und in Deinem Körper ausbreitet.

Es entsteht ein angenehmes Gefühl.

Du fühlst Dich immer wohler.

Ich lade Dich nun zu einer kleinen Meditationsreise ein.

Lenke Deine Aufmerksamkeit in das Herz.

Es befindet sich in der Mitte des Brustbeines auf der Höhe des Herzens.

Lenke Dein Augenmerk nun nach innen.

Wenn Du möchtest, lege gerne Deine Hände oder eine Hand auf Dein Herz.

Fühle, spüre und finde Dich in Deinem Herzen wieder.

Ist Dein Herz offen oder hast Du einen Panzer um Dein Herz gelegt?

Wenn Dein Herz offen ist, kann die Liebe zu Dir selbst und zu anderen fließen.

Wenn sich um Dein Herz herum ein Panzer befindet, dann finde einen Weg, ihn wieder zu öffnen und abzulegen.

Lasse aus dem steinernen Herz wieder ein Herz der Liebe werden.

Trauere der Vergangenheit nicht nach und blicke positiv nach vorne.

Der Weg dazu mag manchmal steinig und traurig sein, aber er ist es wert.

Die Sonne bahnt sich auch einen Weg durch den dunklen Wolkenhimmel und kann wieder für uns scheinen.

Bist Du gerade verliebt?

Dann freue ich mich für Dich.

Bist Du auf der Suche nach einem neuen Lebensgefährten oder einer neuen Lebensgefährtin?

Dann wünsche ich Dir, dass Du bald jemanden findest.

Ein Sprichwort besagt, dass jeder Topf sein Deckelchen findet.

Aber wo danach suchen?

Ich denke, es ist uns vorbestimmt.

Das Universum sorgt für uns.

Manchmal geht es Umwege und manchmal merken wir vielleicht nicht die kleinen Anzeichen einer beginnenden Liebe.

Oder wir wollen sie nicht wahrhaben.

Manchmal fällt einem die Liebe sprichwörtlich vor die Füße.

Vielleicht hast Du auch den Wunsch an das Universum nicht klar genug ausgesprochen?

Glaube an das Universum und ich bin mir sicher, dass die Liebe auch wieder in Deinem Herzen Einzug hält.

Nimm die Liebe an und genieße den Moment.

Sei dankbar für das Geschenk der Liebe.

Ich bin es jeden Tag immer wieder aufs Neue.

Alle guten Wünsche für Dich.

Möge die Liebe in Deinem Leben Einzug halten.

Möge die Liebe auf ewig in Deinem Leben bestehen bleiben.

Das wünsche ich Dir von Herzen.

Die Farbe des Universums

Du liegst entspannt und gemütlich auf dem Boden.

Wenn Du die Meditation lieber im Sitzen ausführen möchtest, dann kannst Du das gerne tun.

Finde Dich in Deiner Wohlfühlposition ein.

Wenn Du möchtest, schließe Deine Augen.

Nimm Deinen Körper in seiner Form als Ganzes wahr.

Spüre die Auflagefläche Deines Körpers.

Bleibe dabei wertfrei.

Spüre, wie sich der Rhythmus Deines Atems verlangsamt.

Zeit für Stille und Ruhe.

Ich lade Dich auf eine kleine Entdeckungsreise ein.

Hast Du Dir schon einmal Gedanken darüber gemacht, welche Farbe das Universum hat?

Zu meiner großen Freude haben Astronomen ein blasses Türkis als die Farbe des Universums bestimmt.

Denn Türkis ist meine Lieblingsfarbe.

Tauche nun Deinen Körper mit jeder Einatmung immer mehr in die Farbe Türkis ein.

Jede einzelne Zelle Deines Körpers nimmt diese Farbe auf.

Lasse es zu, dass Deine Aura in der Farbe Türkis erstrahlt.

Dein Schutzmantel hüllt Dich in der Farbe Türkis ein und Dein ganzer Körper erstrahlt in der Farbe Türkis.

Wie fühlst Du Dich?

Stelle Dir einfach vor, Du bist das Universum.

Türkis ist die Farbe der entwickelten Seele und öffnet die Tür zu spirituellem Wachstum.

Verweile hier für einen Moment.

Ist es nicht schön, ein Teil des Universums zu sein?

Gleichzeitig ist es schwierig, diese Geheimnisse zu verstehen.

Der Himmel beginnt ca. 100 km über der Erde.

Das ist eine Wertangabe, die man auch überprüft hat und somit festgehalten hat.

Galaxien schimmern bläulich, wenn in ihr viele Sterne entstehen.

Die Milchstraße wird in der Farbe Weiß dargestellt.

Das Universum selbst ist farblos und besteht aus purer Energie.

Deshalb nehmen wir Schwingungen und Wellen wahr.

Sehen können wir diese Energie nicht, aber vielleicht wahrnehmen.

Tauche in das Universum ein und hole Dir die Energie, die Du brauchst.

Vielleicht siehst Du gerne Fantasiefilme aus dem Weltall?

Manches ist wahr und manches entsteht in unserer Fantasie, weil wir es ja nicht wissen.

Im Weltall gibt es schwarze Löcher.

In Filmen oder auf Bildern wird das Weltall oft in bunten Farben dargestellt.

In Wirklichkeit ist es stockfinster.

Manche meinen es hätte die Farbe Schwarz.

Jedoch ist Schwarz keine Farbe.

Du siehst es ist schwierig, darauf Antworten zu bekommen, die einen zufriedenstellen.

Der Mensch möchte auch gerne in die Galaxien reisen und andere Planeten erforschen.

Nur ist unsere Technologie noch nicht so weit.

Kann man das Universum riechen?

Astronauten meinen ja.

Das Universum hätte einen metallischen Duft, der entsteht, wenn man eine Wunderkerze anzündet.

Kannst Du diesen Geruch wahrnehmen?

Kommen wir wieder zur Farbe Türkis und dem Universum zurück.

Spürst Du, wie Dich die Farbe beruhigt?

Hast Du ein gutes Bauchgefühl?

Dann bedanke Dich beim Universum dafür.

Tauche nun ganz in die Farbe Türkis ein und spüre nach.

Stelle Dir vor, Du siehst nur diese Farbe.

Wie fühlst Du Dich?

Was macht die Farbe Türkis mit Dir?

Verweile hier für einen Moment.

Ich hole Dich dann wieder zurück.

PAUSE.

Spüre noch einmal in die Farbe Türkis hinein.

Fühle noch einmal in die Energie des Universums hinein.

Vielleicht nimmst Du auch ein sanftes Kribbeln wahr?

Mit jeder Ausatmung lasse nun die Farbe Türkis aus Deinem Körper wieder herausströmen.

Du fühlst Dich ruhig, gelöst und entspannt.

Du kommst wieder an Deinem Platz an.

Öffne wieder Deine Augen, wenn es nicht schon längst geschehen ist.

Bringe wieder Bewegung in Deinen Körper.

Räkle und strecke Dich.

Wenn es Dir guttut, mache Dich ganz klein zu einem Päckchen oder rolle Dich auf Deine Lieblingsseite zusammen.

Wenn Du so weit bist, komme wieder in einer sitzenden Position an.

Ich wünsche Dir die Farbe Türkis an Deine Seite.

Ich wünsche Dir, dass Du immer daran denkst, dass Du ein Teil des Universums bist und somit auch mit Energie aufgeladen bist.

Vielleicht hast Du nun ein anderes Bild vom Universum und der Farbe Türkis?

Der Atem, eine Brücke zum Universum

Suche Dir einen angenehmen Platz aus.

Wenn Du möchtest, komme in der Rückenlage an.

Sollte dazu vorher ein Räkeln oder ein Strecken notwendig sein, gib diesem Bedürfnis gerne nach.

Es soll Dir gut und immer besser gehen.

Solltest Du Dich in einer sitzenden Position wohler fühlen, dann finde Dich in dieser ein.

Bringe Länge in Deine Wirbelsäule, damit Dein Chi leichter fließen kann.

Dazu kannst Du Dich etwas erhöht hinsetzen oder Deinen Rücken an der Wand oder am Stuhl anlehnen.

Gönne auch Deinen Augen eine kleine Auszeit und schließe sie.

Lasse Deine Augenlider sanft über Deine Augäpfel gleiten.

Schenken wir heute unserem Atem unsere uneingeschränkte Aufmerksamkeit.

Unser Atem begleitet uns ab unserer Geburt bis zum Tod.

Er ist der Fluss unseres Lebens.

Er ist eine beständige Konstante in unserem Leben.

Du kannst Dir für Deinen Atem auch das Bild einer Brücke vorstellen.

Der Atem schlägt eine Brücke zu Dir und zu Deinem Körper.

Der Atem schlägt auch eine Brücke zu Dir und dem Universum.

Das geht weit über unser Bewusstsein und unseren Verstand hinaus.

Der Atem kann auch Türen zu einer anderen Dimension öffnen.

Wenn Spiritualität in Deinem Leben einen Platz hat, könntest Du damit auch die Pforte in ein anderes Dasein öffnen.

Bleiben wir hier auf der Erde.

Bleiben wir bei etwas, was wir kennen und uns vorstellen können.

Lenke Deine Aufmerksamkeit auf Deinen Atem.

Atme ruhig und gleichmäßig ein und aus.

Stelle Dir nun vor, dass Du mit jedem Atemzug Energie in Deinen Körper aufnimmst.

Du kannst Dir diese Energie gerne als eine Schwingung oder als eine Wellenbewegung vorstellen.

Wenn es Dir leichter fällt, verwende das Bild von Licht als Energiequelle.

Mit der Ausatmung gib alles an das Universum ab, was Du nicht mehr brauchst.

Kannst Du Deinen Atem sehen?

Du siehst Deinen Atem, wenn Du einen Spiegel anhauchst oder wenn es im Winter kalt ist.

Du kannst Deinen Atem hören, wenn Du genau hinhörst oder tiefe Atemzüge machst.

Denke dabei an das Seufzen.

Du kannst Deinen Atem spüren, wenn Du die Hand vor Deine Nase hältst.

Wenn uns jemand zu nahekommt, können wir den Atem des anderen in unserem Nacken wahrnehmen.

Mit jeder Ausatmung kannst Du die verbrauchte Luft an das Universum abgeben.

Mit jeder Ausatmung kannst Du negative Schwingungen weiterziehen lassen.

Mit jedem Atemzug und tieferem Eintauchen in die Entspannung, bekommt Dein Geist die Möglichkeit zur Ruhe zu kommen.

Mit jedem Atemzug lasse Deine Gedanken vorbeiziehen.

Gib ihnen einen Raum und betrachte sie wieder nach der Entspannung.

Du findest sanft zur Ruhe und Stille.

Lenke Deinen Atem über Deinen Kopf und lasse alles, was Du nicht mehr brauchst, los.

Mit jeder Ausatmung entspannst Du mehr und mehr.

Spüre dem nach.

Stelle Dir nun Deine Lieblingsfarbe vor.

Tauche nun Deinen Atem in diese Farbe ein und verteile sie in und um Deinen ganzen Körper.

Du siehst mit der Zeit, wie wenn Dich ein farbiger Nebel umhüllt.

Vielleicht möchtest Du Dich auch als eine Wolke bezeichnen.

Eine einzigartige Energiequelle.

Kannst Du die Energie spüren?

Kannst Du diesen Kontakt zum Universum spüren?

Kannst Du diese Brücke sehen, die Du gebaut hast?

Horche und spüre in Deine Atmung hinein.

Ich hoffe, Du fühlst Dich wohl.

Die Atemenergie bleibt.

Verabschiede Dich von Deiner Farbe.

Kannst Du Dein Chi, Deine Lebensenergie und den Fluss des Lebens spüren?

Ich wünsche es Dir.

Finde Deinen Weg aus der Entspannung und aus Deinem Atemerlebnis heraus.

Intensiviere Deine Atemzüge und nutze Deine Energie, um wieder Bewegung in Deinen Körper zu bringen.

Öffne Deine Augen und tätige einen tiefen Atemzug.

Bedanke Dich bei Deinem Atem und freue Dich über diesen wertvollen Wegbegleiter.

Das Tor zur Anderswelt

Mache es Dir auf Deiner Unterlage in der Rückenlage bequem.

Ich hätte auch einen anderen Vorschlag für Dich.

Hast Du schon einmal darüber nachgedacht, die Entspannung in der Bauchlage durchzuführen?

Vielleicht ist heute der Tag dazu?

Wenn für Dich Meditation und eine Sitzposition in Form vom Lotossitz oder Schneidersitz zusammengehören, dann wähle diese aus.

Zeit für Dich und Zeit für Deinen Körper.

Finde Dich in der Position ein, in der es Dir gut und immer besser geht.

Bringe Deine Arme und Beine in eine entspannte Position.

Wie möchtest Du Deine Hände ablegen?

Mit den Handinnenflächen nach oben, um Energie aufzunehmen?

Oder möchtest Du die Handinnenseiten lieber nach unten zeigen lassen?

Dann ist auch dies möglich.

Alles, was Du nicht brauchst, kann so in die Erde abfließen.

Benötigst Du eine Konzentrationshilfe?

Dann forme gerne das Chin-Mudra.

Dabei berühren sich Daumen und Zeigerfinger zu einem kleinen Kreis.

Die anderen Finger bleiben ausgestreckt.

Lasse unter Deinen Achselhöhlen ein kleines Luftpolster entstehen.

Atme durch Deine Nase ein und durch Deinen Mund wieder aus.

Wenn es Dir möglich ist, lasse Dein Ausatmen länger geschehen als Dein Einatmen.

Finde den Rhythmus Deines Atems.

Erlebe Deinen Fluss des Lebens.

Oft springen unsere Gedanken einfach hin und her.

Du kannst Dir dazu das Bild eines Hasen vorstellen.

Er hoppelt vor sich hin und her und kann ganz schnell Haken schlagen.

Geben wir dem Geist noch etwas Zeit zur Ruhe zu kommen.

Zum Thema Universum passen auch ein paar Gedanken zu den Rauhnächten.

Diese beginnen in der Nacht des 25.12. und enden am 6. Januar.

In dieser Zeit wird das „Tor zur Anderswelt" geöffnet.

Es wird in den Häusern geräuchert, um sie zu reinigen, zu segnen und Unglück abzuwenden.

Durch das Räuchern entsteht ein aromatischer Rauch und dieser wirkt schützend gegen das Unheimliche und gegen die Dunkelheit.

Es werden Kräuter wie Weihrauch, Lavendel, Wacholder, Salbei, Myrrhe oder Baldrian dazu verwendet.

Segenswünsche und Gebete werden in den Himmel geschickt.

Es werden Stoßgebete in das Universum gesendet.

Welche Wünsche würdest Du an das Universum schicken?

Es ist ein uralter Brauch.

Die Menschen hatten Vertrauen in das Tor zur Anderswelt.

Vielleicht möchtest Du auch Gottvertrauen dazu sagen?

Nicht sichtbar aber voller Hoffnung.

Schicken wir unsere Gedanken und Wünsche nicht auch auf die Reise in das Universum?

Wissen wir, wo sie ankommen?

Wir vertrauen darauf und hoffen.

Es hilft uns, unsere Ängste abzubauen.

Vielleicht probierst Du das Räuchern einfach einmal aus?

Verabschiede Dich von den Rauhnächten und komme wieder an Deinem Platz an.

Vielleicht habe ich Dich ein wenig neugierig gemacht?

Öffne langsam wieder die Augen und komme an, wo immer Du auch bist.

Wenn es Dir guttut, hole beide Beine zu Dir heran und mache Dich ganz klein.

Bringe Bewegung in Deinen Körper, in welcher Form auch immer.

Ich wünsche Dir Gottvertrauen.

Traumuniversum

Suche Dir eine Position aus, in der Du Dich wohlfühlst.

Wie möchtest Du Deine Arme und Beine ablegen?

Wie dürfen Deine Finger und Deine Zehen ruhen?

Lasse Deinen Atemfluss geschehen.

Schließe Deine Augen und komme ganz bei Dir an.

Bilder können so leichter entstehen.

Wenn die Augen unter den geschlossenen Lidern ruhen, hat man das Gefühl, in das Universum einzutauchen.

In seiner endlosen Weite dahin zuschwimmen.

Fühle Dich wohl in Dir und in Deiner Umgebung

Lasse Deinen Ballast von Dir abfallen.

Erlaube Deinem Geist zur Ruhe zu kommen.

Erlaube Deinem Körper in den Zustand der Entspannung einzutauchen.

Finde Länge von Deinem Scheitelpunkt des Kopfes bis hinab zu Deinen Zehenspitzen.

Du bist bei Dir angekommen.

Ein Gefühl von Ruhe und Harmonie stellen sich ein und breiten sich in Deinem Körper aus.

Ich würde mich freuen, wenn Du mich auf eine Fantasiereise begleiten würdest

Stelle Dir vor Du bist ein Künstler.

Ein Schöpfer oder Erbauer von etwas Neuem.

Ich lade Dich ein, Dir Dein eigenes Universum zu erschaffen.

Wie würde Dein Universum aussehen?

Wäre es ein Planet, ein Stern oder eine Straße?

Eine Wolke vielleicht?

Oder nur endloser Raum und Zeit?

Gib Dir nun Zeit, Dir dieses Universum bildlich vorzustellen.

Wäre es ein Universum der Liebe?

Wäre es ein Universum der Farben?

Wäre es ein Universum der Ruhe und Stille?

Wäre es ein Universum der Wärme und Geborgenheit?

Wäre es ein Universum des Friedens?

Wäre es ein Universum ohne Kummer und Sorgen?

Wäre es ein Universum ohne Krankheiten?

Nur, um Dir ein paar Möglichkeiten aufzuzeigen.

Lasse diesen Ort nun in Deiner Fantasie entstehen.

Beginne, Dir Dein eigenes, kleines Universum zu schaffen.

In Deiner Fantasie ist alles möglich.

Verweile hier für einen Moment.

Ich hole Dich dann wieder zurück.

PAUSE

Wie fühlst Du Dich in Deinem erschaffenen Universum?

Bist Du dort allein oder hast Du Gesellschaft?

Könntest Du Dir vorstellen dort zu leben?

Finde wieder in das Universum im Hier und Jetzt zurück.

Vielleicht ist das auch gar nicht schlecht?

Denke einfach mal darüber nach.

Vielleicht musst Du nur eine Kleinigkeit verändern oder vielleicht auch gar nichts?

Kehre langsam wieder in die Realität zurück.

Öffne dazu Deine Augen.

Die Realität sieht doch gar nicht so schlecht aus, oder?

Garten des Universums

Diese Zeit gehört Dir selbst und Du brauchst nichts weiter zu tun als meiner Stimme zu folgen.

Nimm eine mühelose und entspannte Haltung ein.

Komme dort an und finde zur Ruhe.

Schließe sanft Deine Augenlider und bleibe ganz bei Dir.

Gedanken kommen, nimm sie unbeteiligt, wie ein ferner Betrachter zur Kenntnis und lasse sie einfach weiterziehen, ohne ihnen nachzugehen und ohne sie zu beurteilen.

Wandere mit Deiner Aufmerksamkeit zu Deinem Atem.

Spüre, wie die Atemluft mit Deiner Einatmung in Dich hineinströmt.

Spüre, wie die Atemluft mit Deiner Ausatmung aus Dir herausströmt.

Ganz ruhig und gleichmäßig.

Begleite mich in unserer heutigen Fantasiereise an einen ganz besonderen Ort.

Es ist ein Ort, an dem wir mit einem lieben Menschen in Kontakt treten können.

Dieser Mensch ist uns in eine andere Welt vorausgegangen.

Er hat den Eingang zur Himmelspforte gefunden und bleibt weiter mit seiner Seele ein Teil des Universums.

Unsere Reise führt uns in den Garten des Universums.

Dort ist die Heimat der Seelen.

Machen wir uns gemeinsam auf den Weg.

Du kannst diese Reise jederzeit abbrechen, wenn Du merkst, dass Du sie nicht weitergehen kannst.

Als Begleitung habe ich uns die Sonne ausgesucht.

Sie bringt uns unterwegs Licht in die Dunkelheit.

Sie schenkt uns Wärme, falls wir Kälte begegnen.

Unsere Energiequelle ist unser Atem.

Er schlägt uns eine Brücke zum Garten der Seelen.

Unser Weg führt uns über Stock und Stein.

Wir kommen an Wiesen und Feldern vorbei.

Welche Bilder entstehen vor Deinem geistigen Auge?

Nimm Deine Umgebung mit allen Sinnen bewusst wahr.

Wende Deinen Blick dem Himmel zu.

Über Dir scheint die Sonne und es ist ein wolkenloser, strahlend blauer Himmel.

Stelle Dir vor, dass Deine Gedanken, wie weiße Schäfchenwolken vorbeiziehen.

Die Sonnenstrahlen erreichen Deinen Körper und wärmen Dich.

Die Wärme der Sonne verteilt sich um und in Deinem Körper.

Du gehst weiter.

Du kommst an einen kleinen See.

Das Wasser ist kristallblau und klar.

Du gehst auf den See zu.

In der Mitte des Sees befindet sich eine kleine Insel.

Auf dieser Insel steht ein Baum.

Sanft schwingen Wellen an das Ufer.

Ein beruhigender Ton.

Du fühlst Dich wohl.

Da entdeckst Du eine kleine Brücke.

Diese Brücke war doch vorher gar nicht da?

Du wunderst Dich.

Du gehst auf die Brücke zu und machst Dich auf den Weg zu der Insel.

Der Baum ist ein ganz besonderer Baum.

Du hast das Gefühl, er lächelt Dich an und zwinkert Dir fröhlich zu.

Da entdeckst Du eine Öffnung in dem Baum.

Es sieht wie eine kleine Pforte aus.

Wie von Zauberhand öffnet sich die Pforte und lädt Dich ein hindurchzugehen.

Sollst Du es wagen?

Die Pforte beginnt zu leuchten.

Du fühlst Dich magisch davon angezogen und gehst darauf zu.

Du gehst durch die Pforte hindurch und blickst in einen wunderschönen Garten.

Du hast den Garten des Universums entdeckt.

Du hast den Garten der Seelen gefunden.

Du gehst ein paar Schritte und schaust Dich staunend um.

Alles ist so friedlich und harmonisch.

Ruhe kehrt in Deinem Körper ein.

Du fühlst Dich, als wärst Du zu Hause angekommen.

Da entdeckst Du vor Dir eine Bank.

Auf dieser Bank sitzt eine Dir vertraute Person und lächelt Dir zu.

Du kannst es gar nicht glauben und beginnst zu zweifeln.

Dein Verstand sagt Dir: „Das kann nicht sein".

Dein Herz dagegen macht einen Luftsprung.

Du gehst näher auf die Bank zu und nimmst Platz.

Die vertraute Person schaut Dich liebevoll an.

Du kannst ihr alles sagen, was Dich bewegt.

Du kannst ihr alles sagen, wozu Du nicht mehr gekommen ist.

Unausgesprochene Worte, die Dir schon lange auf dem Herzen liegen.

Die Person schaut Dich liebevoll an und hört Dir zu.

„Es ist alles gut."

Lasse Dir Zeit.

Es fühlt sich gut an.

Lasse Farben, Bilder und Gefühle entstehen.

Es ist auch völlig in Ordnung, wenn sich ein paar Tränen auf den Weg machen.

Lasse los.

Du nimmst wahr, dass es Deiner vertrauten Person gut geht.

Du spürst, dass es ihrer Seele gut geht und sie ein neues Zuhause gefunden hat.

Es ist eine gute Begegnung und Du bist dankbar dafür.

Du fühlst Dich erleichtert und gleichzeitig gestärkt.

Es ist Zeit, Abschied zu nehmen.

Du winkst der Person zu und machst Dich auf den Rückweg.

Du gehst durch die Pforte und über die Brücke.

Du bist wieder am See angekommen.

Du wirfst einen Blick zurück.

Doch wo ist die Brücke und die Pforte?

Wie von Zauberhand verschwunden.

Du fühlst eine friedvolle Stimmung in Dir.

Die Seele Deiner vertrauten Person bleibt als Schutzengel an Deiner Seite und immer in Deinem Herzen.

Ist das nicht ein schönes Gefühl?

Du kannst immer den Garten des Universums besuchen und das Gespräch suchen.

Das zu wissen, ist ein gutes Gefühl.

PAUSE

Du verabschiedest Dich vom Garten des Universums.

Ich bin mir sicher, es ist ein wunderschöner Garten.

Komme langsam wieder an Deinem Entspannungsplatz und in diesem Moment an.

Öffne Deine Augen und bringe Bewegung in Deinen Körper.

Danke, dass Du mit mir diese Reise unternommen hast.

Es war bestimmt nicht ganz einfach für Dich.

Danksagung

Ich möchte mich gerne bei meinem Verlag für die Unterstützung und Hilfe bedanken. Der Verlag steht mir immer hilfreich zur Seite. Vor allem liebe Angelina „Danke“ für Deine tollen Coverideen. Wir zwei haben die gleiche Wellenlänge.

Ferner bei meiner treuen Korrekturleserin Sonja Esser, der ich dieses Buch widmen möchte.

Ein Dank geht an meine Inspiration zu diesem Buch, an Harald Schatzhuber, der sich Geschichten für das Universum bei mir gewünscht hat.

Kontakt zur Autorin:

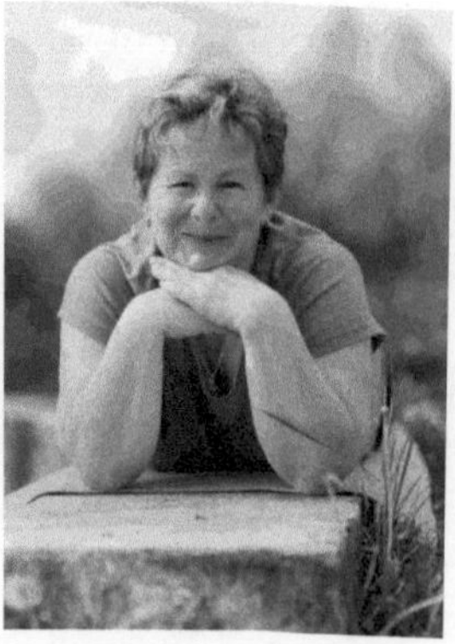

Petra Silberbauer

ps.in.balance@web.de

YouTube Kanal: Petra Balance

Homepage: www.petrasilberbauer.de

Mein Name ist Petra Silberbauer. Ich bin seit über 20 Jahren Trainerin in Sportvereinen und im Fitnessstudio. Nebenbei bin ich Ausbilderin und Referentin für den BTV, BLSV und BVS in München. Das Thema Entspannung liegt mir sehr am Herzen.

Entdecke entspannend das Universum in Dir und um Dich herum.

Tauche meditativ und visuell in diese Thematik ein. Lerne verschiedene Entspannungstechniken kennen. Nimm Dich als Teil des großen Ganzen wahr. Gib Dir Raum und Zeit für die Entdeckung des Universums um Dich herum.

Ich gebe Dir 30 Möglichkeiten dazu.

Ich wünsche Dir eine „Gute Entspannung".

Weitere Buchtitel von Petra Silberbauer

ISBN: 978-3-96738-203-7

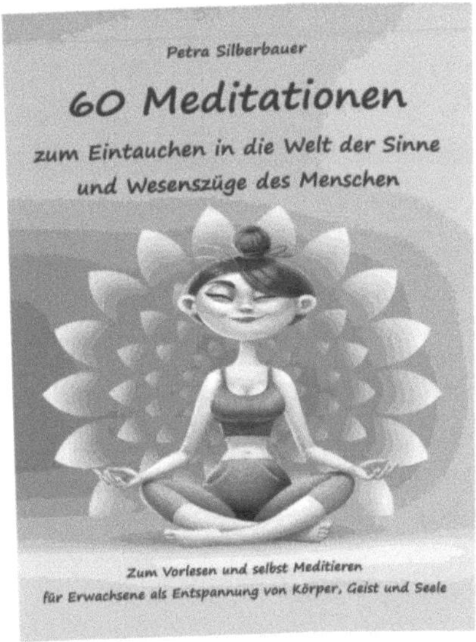

ISBN: 978-3-96738-182-5

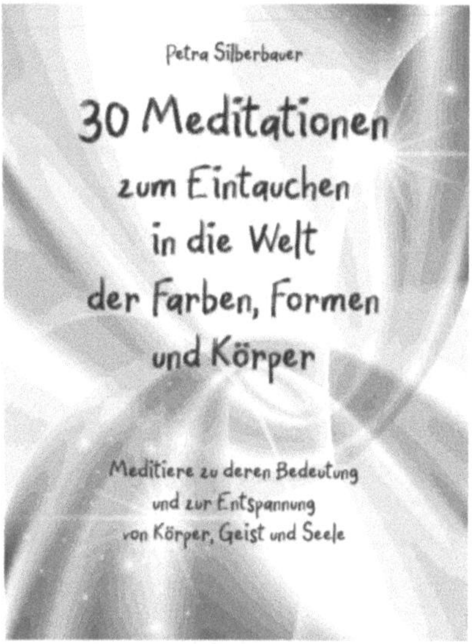

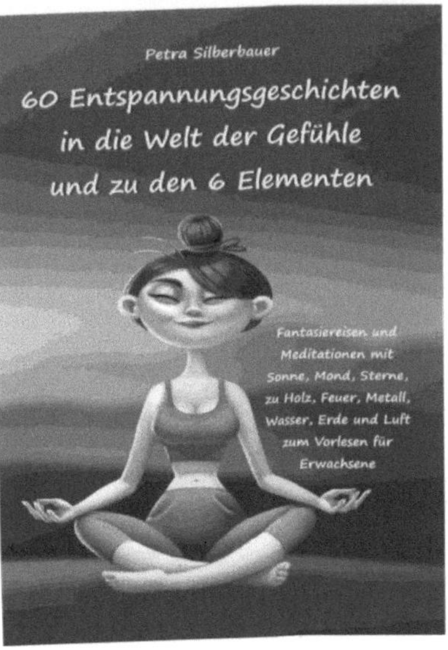

ISBN: 978-3-96738-202-0

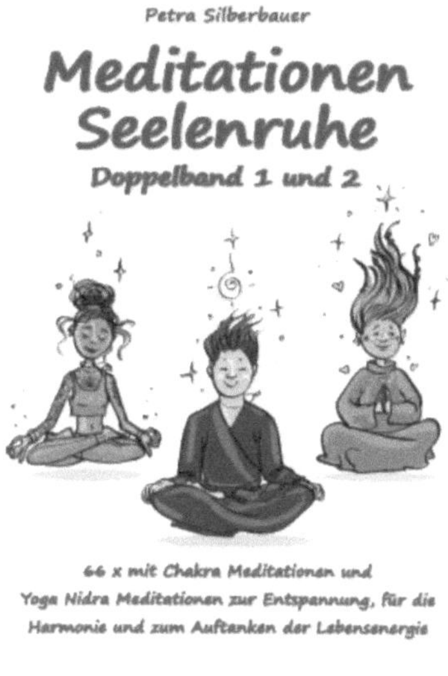

ISBN: 978-3-96738-208-2

ISBN: 978-3-96738-108-5

ISBN: 978-3-96738-197-9

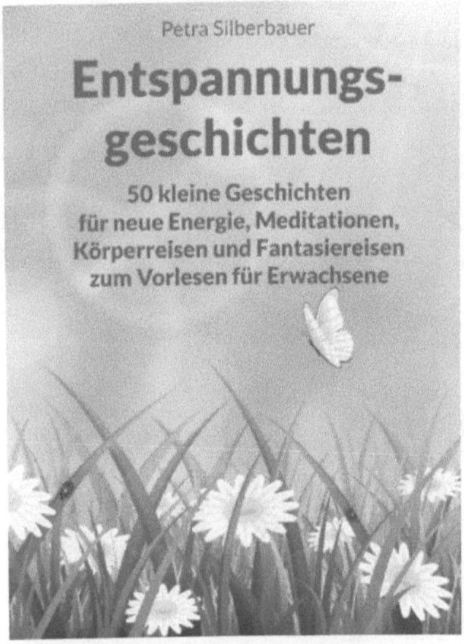

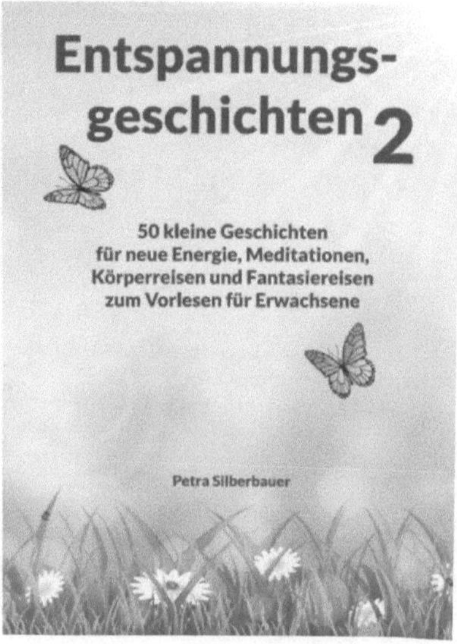

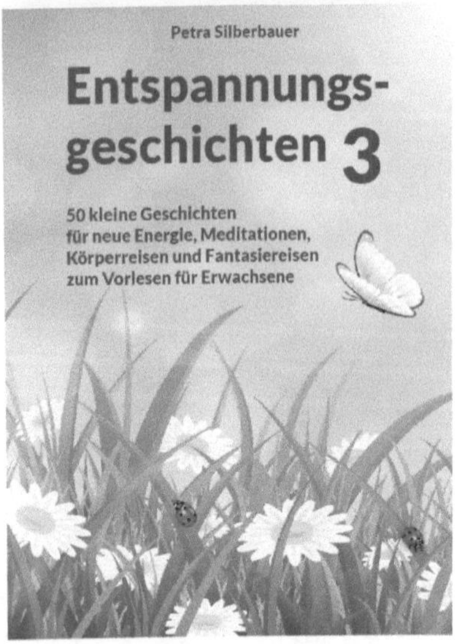

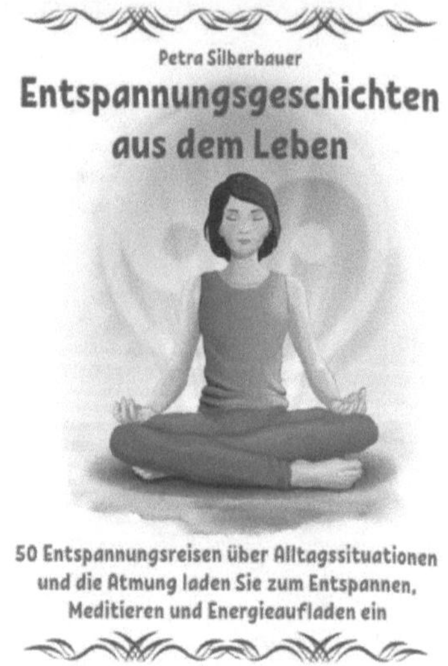

ISBN: 978-3-96738-230-3

ISBN: 978-3-96738-130-6

ISBN: 978-3-96738-122-1

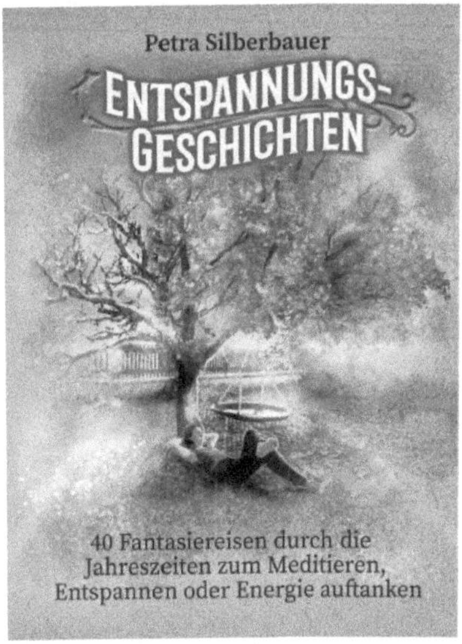

ISBN: 978-3-96738-219-8

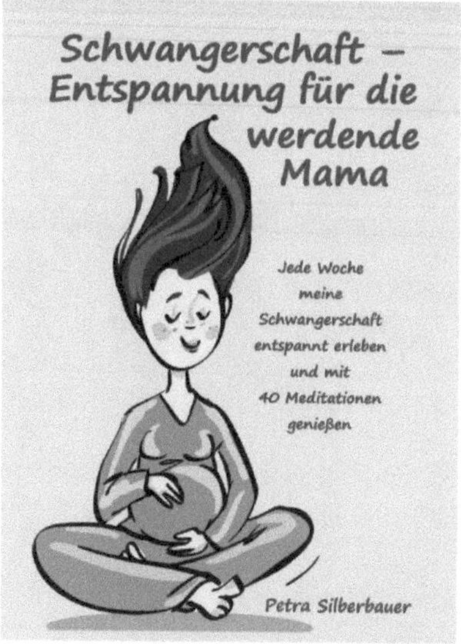

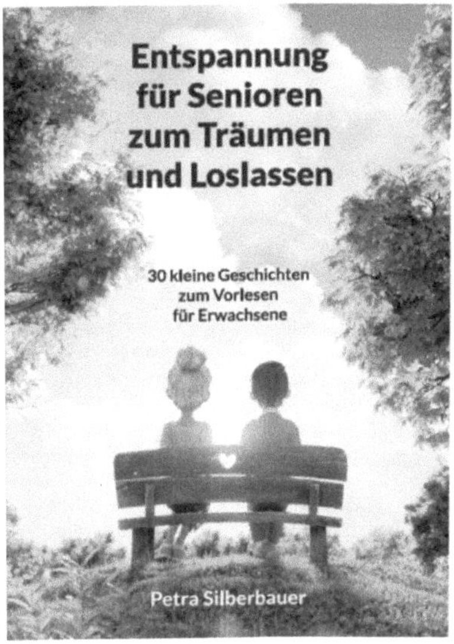

ISBN: 978-3-96738-164-1

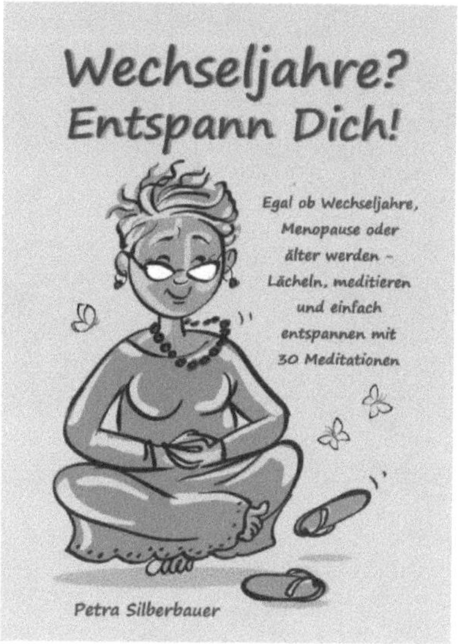

ISBN: 978-3-96738-224-2

ISBN: 978-3-96738-227-3

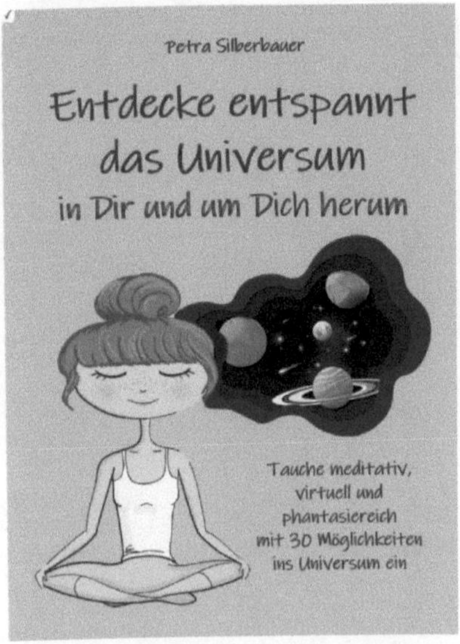

ISBN: 978-3-96738-205-1

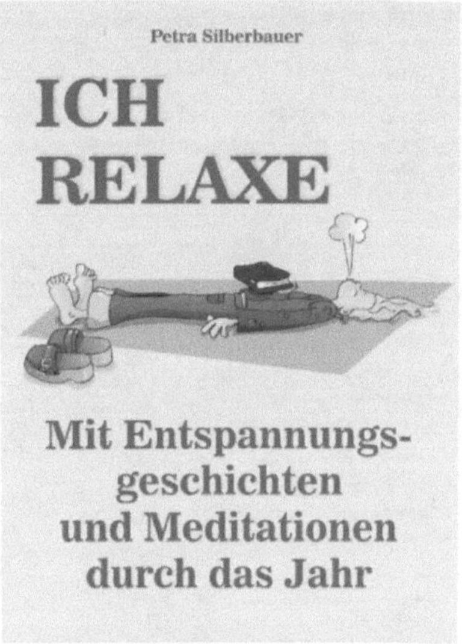

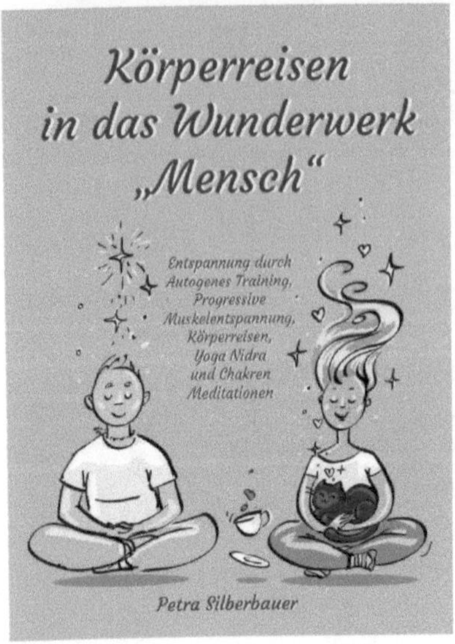

ISBN: 978-3-96738-253-2

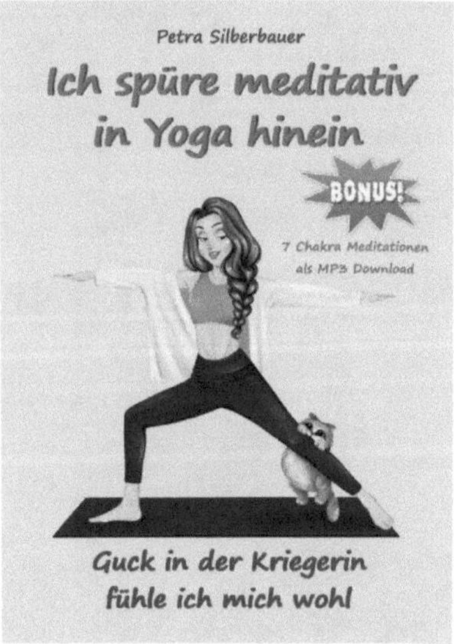

ISBN: 978-3-96738-216-7

ISBN: 978-3-96738-139-9

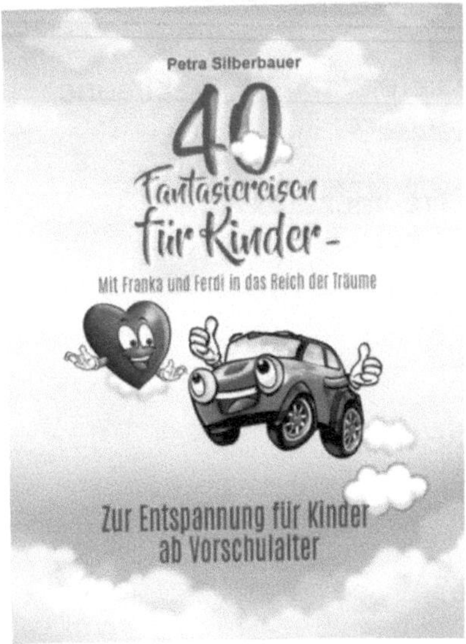

ISBN: 978-3-96738-144-3

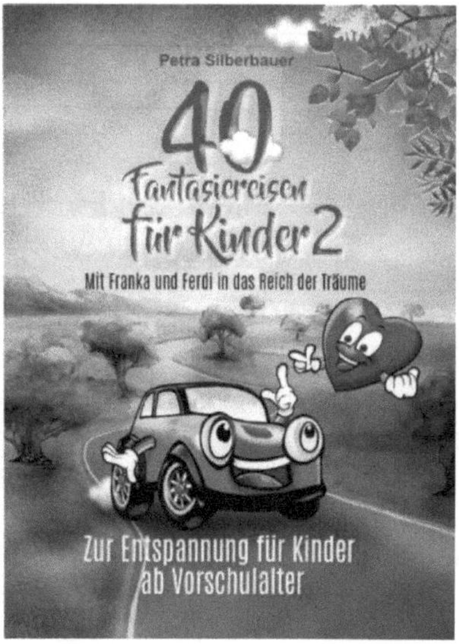

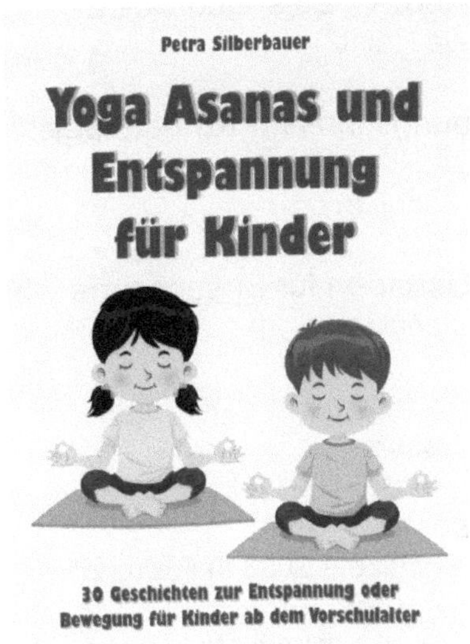

ISBN: 978-3-96738-226-6

Auszug aus dem Verlagsprogramm zum Thema „Entspannung"

Entspannungsgeschichten und Fantasiereisen für Erwachsene
ISBN: 978-3-96738-033-0 (von Angelina Schulze)

Traumreisen für Kinder aus Paulines Träumezauberstab
ISBN: 978-3-96738-074-3 (von Angelina Schulze)

Fantasiereisen für Groß und Klein
ISBN: 978-3-96738-254-9 (von Simone Merle Waese)

22 Seelenreisen in dein Zuhause in dir
ISBN: 978-3-96738-156-6 (von Ines Leue)

Die Seelenwärmer Apotheke
ISBN: 978-3-96738-165-8 (von Ines Leue)

Meditation, heilsames Abenteuer für Körper, Geist und Seele
ISBN: 978-3-96738-199-3 (von Dr. Michelle Haintz)

Entspannungsübungen und Entspannungstipps für Körper, Geist und Seele
ISBN: 978-3-96738-177-1 (von Angelina Schulze)

Autogenes Training – Anleitung und Übungen für Erwachsene
ISBN: 978-3-96738-178-8 (von Angelina Schulze)

Lenormandkarten Fantasiereisen
ISBN: 978-3-96738-245-7 (von Angelina Schulze)

Spirituelle Fantasiereisen für Erwachsene
ISBN: 978-3-96738-241-9 (von Angelina Schulze – 2023 in Planung)

Hypnotische Fantasiereisen für Erwachsene zum Entspannen und Träumen (Band 1 bis 3 von Angelina Schulze – 2023 in Planung)

Und noch viele weitere Bücher …

FSC
www.fsc.org
MIX
Papier | Fördert gute Waldnutzung
FSC® C083411

Kolibri 360 GmbH
Ferdinand-Jühlke-Straße 7
99095 Erfurt, Deutschland
produktsicherheit@kolibri360.de

Druck:
CPI Druckdienstleistungen GmbH
im Auftrag der
Kolibri 360 GmbH
Ferdinand-Jühlke-Str. 7
99095 Erfurt